CDによる聴診トレーニング
呼吸音編 改訂第2版

Pulmonary Auscultation, Lung Sounds on Compact Disc, 2nd Edition
©Nankodo Co., Ltd., 2011
Published by Nankodo Co., Ltd., Tokyo, 2011

CDによる聴診トレーニング
呼吸音編 改訂第2版

●監修
川城丈夫

●執筆
川城丈夫
阿部　直
菊池功次
米丸　亮
清川　浩

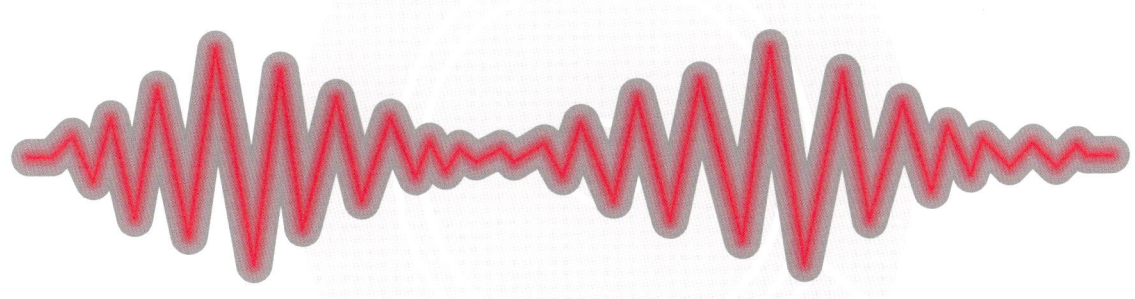

南江堂

● **監　修**

川城丈夫　かわしろ　たけお　　済生会横浜市東部病院 顧問

● **執　筆**

川城丈夫　かわしろ　たけお　　済生会横浜市東部病院 顧問
阿部　直　あべ　ただし　　　　東海大学 客員教授
菊池功次　きくち　こうじ　　　前埼玉医科大学 教授
米丸　亮　よねまる　まこと　　永寿会総合病院柳橋分院 院長
清川　浩　きよかわ　ひろし　　田園調布呼吸器・内科クリニック 院長

改訂の序

近年，日常の診療に用いられる機器の種類が著しく多くなり，精度も向上しました．しかしながら，診察の第一歩であります問診・視診・聴診・触診・打診の重要性は，昔ながらのものではありますが，まったく変わっていません．機械化された今こそさらに重要になったと思います．医師が聴診器を用いることは当然のことでありますが，看護師および理学療法士などのコメディカルのスタッフが聴診器を用いる場面が最近著しく多くなってきております．ある大学病院で「フィジカルアセスメントの技術を持つ薬剤師を増やす方針のもと薬剤師の聴診器の使用が促進されている」と，つい最近の医療界のニュースにありました．このように医療の多くの職種のスタッフが聴診器を用いるようになってきております．

一方，呼吸音に関する国内および国外での研究成果も着々と蓄積されてきております．呼吸器の聴診技術とその所見の解釈の勉強会も継続的に行われております．このような状況のもとでこそ，呼吸器の聴診の正しい方法と正しい解釈が聴診器を使用する医療人の間に，より普及することがますます大切になってきております．

本書は1993年に初版が上梓され，幸いにして読者の皆様から高い評価をいただくことができ増刷を重ねて参りましたが，今回，研修医はもとより各種医療職や学生の方々にも広く呼吸器聴診の基本を習得してもらえるようにとの考えから，基本となる呼吸音の録音データ以外の部分を全面的に見直し，解説書小冊子を判型の大きな2色刷りの書籍にリニューアルして，さらに使いやすいものに改訂いたしました．

解説書にはサウンドスペクトログラムの章を新設するとともに，提示症例として新たに7例を追加して計15症例を収載しました．CDには追加症例の呼吸音8本と，頸部聴診の動画2本を新たに収録し，より多くの病態についての聴診所見に習熟できるように配慮いたしました．また，CD収録呼吸音の音声解説のナレーションもすべて新たに録り直しており，より一層"聴きやすくわかりやすい"CDになったものと自負しております．

医療界に正しい呼吸器の聴診技術と正しい聴診所見の解釈がより普及するために，本書が少しでも役に立つことを願っています．

最後になりますが，初版から今回の改訂第2版の製作まで常に積極的に取り組んでくださった南江堂出版部の皆さまに感謝申し上げます．

2011年盛夏

川城　丈夫

初版の序

　日々の診療においてベッドサイドでわれわれは何をするか．

　学生諸君は臨床実習が始まると，まず自分の聴診器を準備し，大学を卒業して医師になると，内科や外科や麻酔科に進んだ人達は聴診器を常に持ち歩くようになる．人によってはさらに精度の高い聴診器を手に入れようとする．こうした慣わしはベッドサイドにおける診療の出発点に聴診があることを物語っている．

　胸部Ｘ線写真，断層写真，CT等による画像診断の精度は上がり，画像による質的診断には限界があるといわれながらも呼吸器病の診断におけるこれらの画像の寄与は大きい．しかし，それが事実であるとしても画像にすべてを託すわけにはいかないのである．

　近ごろ，ICUでは看護師も聴診器を首に掛けて働いている．ベッドサイドにおける診療の内容はますます緻密になってきたようだ．

　しかし，視覚，聴覚等，感覚に頼る診断技術には経験と修練が要求される．手本が必要である．本書はそうした呼吸器の聴診トレーニングの手引書として作られたものである．読者がこの手引書によって聴診の基本を把握し，音の識別に習熟し，これを診断に役立てることができるようになれば本書の刊行の意図は達成される．

　本書では呼吸音の分類と用語にも意を尽くした．どの領域でもそうであるが用語が不統一では議論はかみ合わない．呼吸音の用語の整理に役立てば幸いである．

　最後になるが，本書は慶應義塾大学内科学教室川城丈夫助教授が中心となり，慶應義塾大学外科学教室，北里大学内科学教室，東京医科大学内科学教室の呼吸器専門医達がベッドサイドで収録した呼吸音に長年の研究成果をふまえた解説を加えて上梓したものである．

　平成5年1月30日

石原　恒夫

CDを聴くにあたって

●CDを聴く際の留意点

① 本CDに収録された呼吸音はなるべくヘッドホンを用いて聴いてください．
② スピーカーで再生する場合は，なるべく大きなスピーカーを用いてください．
③ ②の場合，再生された呼吸音を聴診器を通して聴くと，実際の聴診音に近くなります．聴診器をスピーカーからすこし離して聴いてください．
④ あまりボリュームを大きくすると，異なった感じに聴取されるので，小さめの音で聴くことをお勧めします．
⑤ **呼吸音の録音はすべて吸気相から開始しています．吸気と呼気を意識して聴いてください．**
⑥ 心音を聴く場合には，低音をすこし強くしたほうが聴きやすくなります．

●付録CDについて

- 本書には呼吸音を収録したCDが2枚ついています．
- **Disc A**［オーディオCD形式］：音声解説付き呼吸音（CD1～50）を収録しています．
- **Disc B**［エンハンスドCD形式］：Disc Aの録音内容から音声解説を除いた呼吸音部分のみの再録（CD1～50；ただしCD28については聴き比べ部分の呼吸音を除いています）と，CD49と50の音声解説付き動画を収録しています．
- Disc A, BともにCDプレーヤーで呼吸音の再生が可能です．
- CD-ROMドライブやDVD-ROMドライブ等のディスクドライブ装置を搭載（または接続）したパソコンで，音楽再生ソフトおよび動画再生ソフトを用いることにより，呼吸音と動画を再生することが可能です．
- パソコンの動作環境（OS）
  Windows XP，Windows Vista，Windows 7
  Mac OS X 10.3.9以降
  （Disc Bをパソコンで再生する場合，Windows OSとMac OSで再生法が異なります → 次頁「Disc Bの再生方法」参照）
- CDプレーヤーの操作については，ご使用になるプレーヤーの取り扱い説明書などをご参照ください．

● Disc B の再生方法

　Disc B に収録された呼吸音および動画は，パソコン上で起動するメニュー画面（**図A**）のボタン操作により再生が可能です．

① Windows OS でのメニュー画面の起動
- Disc B をディスクドライブに挿入すると自動的にメニュー画面が起動します．
- 手動でメニュー画面を起動する場合は，ディスクドライブに Disc B を挿入した状態で「マイコンピュータ」の画面を表示させ[※]，その中に表示されるディスクドライブのアイコンをダブルクリックします．

　　※「マイコンピュータ」の画面は，［スタート］，［マイ コンピュータ］を順にクリックするか，Windows デスクトップの［マイ コンピュータ］アイコンをダブルクリックすることにより表示されます．

② Mac OS でのメニュー画面の起動
- Disc B をディスクドライブに挿入するとデスクトップの画面上に「オーディオCD」と「Disc B」の二つのCDアイコンが表示されます（**図B**）．
- 「Disc B」アイコンをダブルクリックすると，**図C**のような画面が開きますので，その中の「メニュー画面」アイコンをダブルクリックするとメニュー画面が起動します．
- Disc B を取り出す場合は，二つのCDアイコンのどちらかを「取り出す」操作を行い，**図D**のようなメッセージが表示されたら「すべてを取り出す」を選択してください．

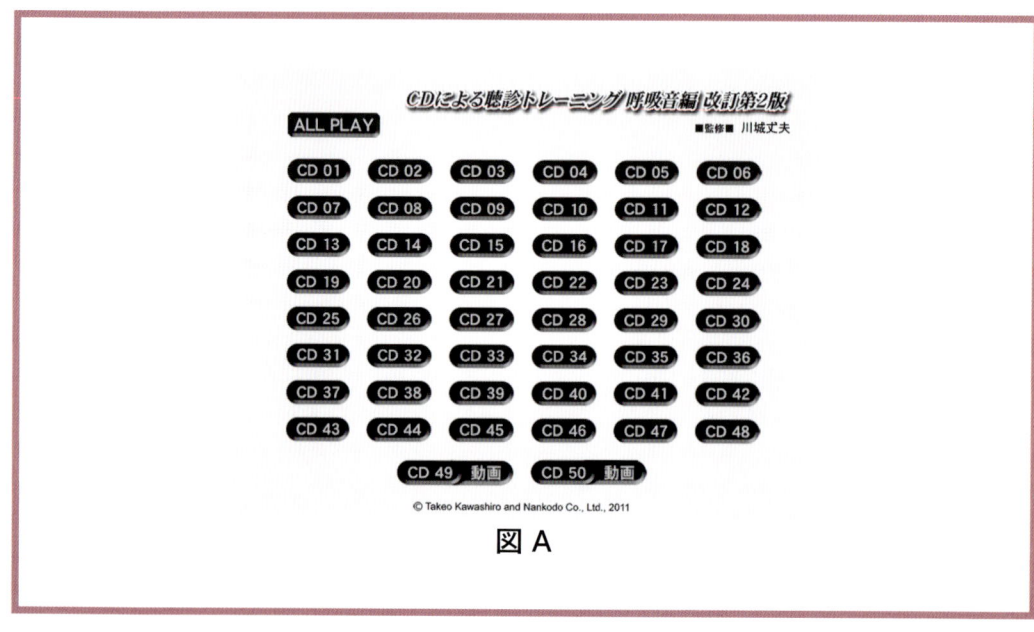

図A

ひらがな
15:24:17
Macintosh HD
オーディオ CD
Disc B

図 B

Disc B
戻る
表示
削除
取り出す
新規フォルダ
デバイス
TimeMachine HD
オーディオ CD
Disc B
共有
192.168.0.20
すべて...
場所
アプリケーション
書類
デスクトップ
メニュー画面.app
sozai
52 項目
Disc B ▸ メニュー画面.app
2 項目中の 1 個を選択、0 KB 空き

図 C

"Disc B"が入っている装置には、取り出す対象にしていない 1 個のボリュームも入っています。"Disc B"を取り出してもよろしいですか？
この装置のすべてのボリュームを取り出すには、"すべてを取り出す"をクリックするか、Option キーを押したままボリュームを取り出します。
1 つのボリュームを取り出すときに、今後このダイアログが表示されないようにするには、Control キーを押したままボリュームを取り出してください。
キャンセル
すべてを取り出す
取り出す

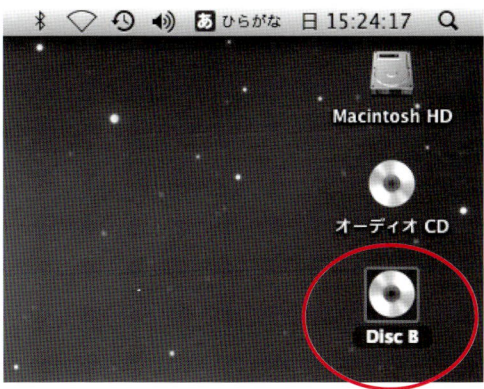

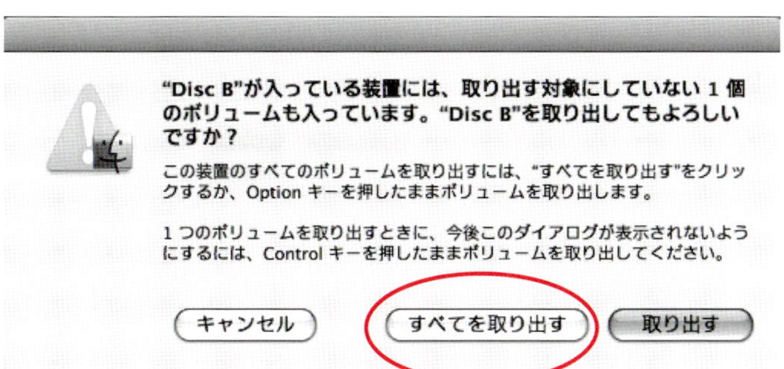

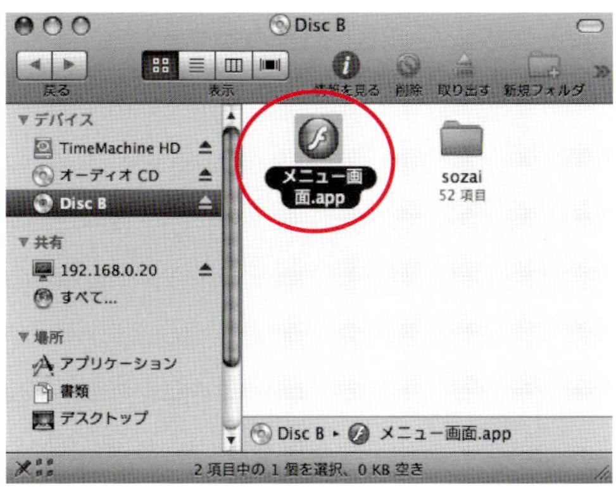

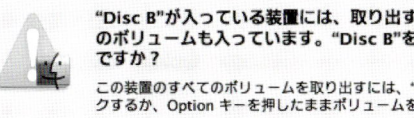

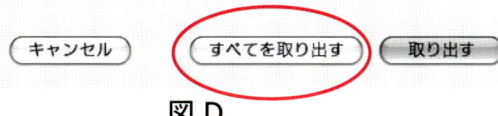

図 D

目　次

I 章　呼吸音聴診の歴史　　　　　　　　　　　　　　川城丈夫　1

1. Hippocrates と Laennec の原点 ………………………………………… 1
2. 命名の歴史 ……………………………………………………………… 3
3. 聴診に関する研究の歴史 ……………………………………………… 5

II 章　聴診法　　　　　　　　　　　　　　　　　　　　阿部　直　7

1. 胸郭の解剖・構造 ……………………………………………………… 7
2. 患者の姿勢 ……………………………………………………………… 8
    A. 坐位での聴診　8
    B. 臥位での聴診　8
    C. セミファウラー位での聴診　10
3. 聴診部位 ………………………………………………………………… 11
    A. 胸部の聴診　11
    B. 頸部の聴診　11
    C. 口腔（口元）での聴診　12
4. 呼吸法 …………………………………………………………………… 13
    A. 安静換気　13
    B. 最大呼気位までの呼出　14
    C. 努力呼出　14
5. 聴診のポイント ………………………………………………………… 16
6. 聴診器 …………………………………………………………………… 16
    A. 聴診器の周波数特性　17
7. 聴覚 ……………………………………………………………………… 17
    A. 音の大きさのレベル　17
    B. 聴診と聴覚　18

III 章　サウンドスペクトログラム ━━━ 阿部　直 21

IV 章　呼吸音の分類 ━━━ 米丸　亮 25

V 章　正常呼吸音とその変化 ━━━ 米丸　亮 27

1. 呼吸音の特徴と聴取部位 ……………………………………………… 27
   - A. 肺胞呼吸音　CD 1　27
   - B. 気管支呼吸音　27
   - C. 気管支肺胞呼吸音　CD 2　28
   - D. 気管呼吸音　CD 3　29
2. 呼吸音の発生機序と部位 ……………………………………………… 31
   - A. 肺胞呼吸音　31
   - B. 気管および気管支呼吸音　32
3. 呼吸音と局所換気 ……………………………………………………… 32
   - 肺胞呼吸音と局所換気　CD 4　33
4. 呼吸音の減弱・増強 …………………………………………………… 34

VI 章　副雑音 ━━━ 米丸　亮 35

VI-1. ラ音 ━━━ 35

1. 連続性ラ音 …………………………………………………………… 35
   - A. 低音性連続性ラ音（類鼾音）　36
     1) 気管支喘息の低音性連続性ラ音　CD 5　36
     2) 喀痰量が多い喘息の低音性連続性ラ音　CD 6　37
     3) 主気管支狭窄の低音性連続性ラ音　CD 7　39
   - B. 高音性連続性ラ音（笛音声）　40
     1) 気管支喘息の高音性連続性ラ音　CD 8　40
     2) 気管支喘息（発作中）の高音性および低音性連続性ラ音　CD 9　42
     3) 気管支狭窄による高音性連続性ラ音　CD 10　44

C. スクウォーク　CD 11　45
　② 断続性ラ音 ……………………………………………………………… 46
　　　A. 細かい断続性ラ音（捻髪音）　46
　　　　1）肺線維症の細かい断続性ラ音　CD 12　47
　　　　2）肺線維症/特発性間質性肺炎の細かい断続性ラ音　CD 13　48
　　　　3）過敏性肺臓炎の細かい断続性ラ音　CD 14　49
　　　　4）比較的大きな音の細かい断続性ラ音　CD 15　51
　　　　5）心不全の細かい断続性ラ音　CD 16　52
　　　B. 粗い断続性ラ音（水泡音）　52
　　　　1）慢性副鼻腔炎を伴う気管支拡張症の粗い断続性ラ音　CD 17　53
　　　　2）気管支拡張症の粗い断続性ラ音　CD 18　53
　　　　3）軽度の浸潤陰影を呈した肺炎の粗い断続性ラ音　CD 19　54
　　　　4）大葉性肺炎の粗い断続性ラ音　CD 20　55
　　　　5）心不全（急性肺水腫）例における粗い断続性ラ音　CD 21　CD 22　57
　　　　6）副鼻腔気管支症候群で聴取された多様な断続性ラ音と
　　　　　　連続性ラ音　CD 23　59

Ⅵ-2. その他の副雑音 ——————————— 61

① 胸膜摩擦音　CD 24 ………………………………………………………… 61
② Hamman's sign　CD 25 …………………………………………………… 63

Ⅶ章　呼吸音の伝達の変化 ——————— 米丸　亮 65

① 胸水貯留による変化 ………………………………………………………… 65
　　A. 肺胞呼吸音　CD 26　65
　　B. 声音聴診　CD 27　CD 28　65
② 気胸による変化 ……………………………………………………………… 69
　　A. 肺胞呼吸音　CD 29　69
　　B. 声音聴診　CD 30　70

Ⅷ章　人工呼吸器の聴診　CD 31～CD 34 ——— 米丸　亮 73

IX章　症例提示 — 77

症例 1	結核の空洞近くで聴取された鑵子音　CD35 …………川城丈夫	78
症例 2	気胸によるcrunching sound（Hamman's sign）　CD36 ………	80
症例 3	喘息と診断されていた結核性気管気管支狭窄の呼吸音　CD37 …………………………………………………………………菊池功次	82
症例 4	甲状腺癌気管浸潤による気管狭窄の手術前後の呼吸音　CD38	85
症例 5	気管支カルチノイドによる右主気管支閉塞の呼吸音　CD39 …	88
症例 6	肺癌による気管支狭窄の低音性連続性ラ音　CD40 …………	91
症例 7	右下葉切除後の断端瘻の呼吸音　CD41 ………………………	93
症例 8	肺動静脈瘻の血管性雑音　CD42 ………………………………	94
症例 9	結核性気管気管支狭窄の手術前後の呼吸音　CD43 …………	96
症例10	放射線性肺臓炎における治療前後の呼吸音　CD44 …………	101
症例11	細菌性肺炎の断続性ラ音　CD45 …………………米丸　亮	105
症例12	肺水腫の断続性ラ音　CD46 ……………………………………	107
症例13	皮下気腫の音　CD47 ……………………………………………	108
症例14	自然気胸の呼吸音　CD48 ………………………………………	109
症例15	喘息の頸部聴診　CD49　CD50 ………………………清川　浩	110

参考文献 — 113

索　引 — 116

Memorandum

呼吸音の分類 …………………………………………… 60
特発性縦隔気腫 ………………………………………… 63

CD内容一覧

- 本書には呼吸音を収録したCDが2枚ついています．
- Disc A［オーディオCD形式］：音声解説付き呼吸音（CD1〜50）を収録しています．
- Disc B［エンハンスドCD形式］：Disc Aの録音内容から音声解説を除いた呼吸音部分のみの再録（CD1〜50；ただしCD28については聴き比べ部分の呼吸音を除いています）と，CD49と50の音声解説付き動画を収録しています．

呼吸音

本文解説頁

CD		頁
1	肺胞呼吸音	27
2	気管支肺胞呼吸音	28
3	気管呼吸音	29
4	肺胞呼吸音と局所換気	33

副雑音

CD		頁
5	気管支喘息の低音性連続性ラ音 rhonchus	37
6	気管支喘息（喀痰量が多い喘息）の低音性連続性ラ音 rhonchus	38
7	気管支狭窄の低音性連続性ラ音 rhonchus	39
8	気管支喘息の高音性連続性ラ音 wheeze	40
9	気管支喘息（発作中）の高音性および低音性連続性ラ音 wheeze＋rhonchus	42
10	気管支狭窄の高音性連続性ラ音 wheeze	44
11	スクウォーク squawk	45
12	肺線維症の細かい断続性ラ音 fine crackle	47
13	肺線維症の細かい断続性ラ音 fine crackle	48
14	過敏性肺臓炎の細かい断続性ラ音 fine crackle	50
15	関節リウマチの細かい断続性ラ音 fine crackle	51
16	心不全の細かい断続性ラ音 fine crackle	52
17	気管支拡張症の粗い断続性ラ音 coarse crackle	53
18	気管支拡張症の粗い断続性ラ音 coarse crackle	54

● CD内容一覧　xv

CD		
19	肺炎の粗い断続性ラ音 coarse crackle	54
20	大葉性肺炎の粗い断続性ラ音 coarse crackle	56
21	急性肺水腫の粗い断続性ラ音 coarse crackle	58
22	肺水腫治療後の呼吸音	58
23	断続性ラ音と連続性ラ音（副鼻腔気管支症候群）	59

その他の副雑音

CD		
24	胸膜摩擦音	61
25	Hamman's sign	64

呼吸音の伝達の変化

CD		
26	胸水による呼吸音の変化	65
27	声音聴診（健常例）	65
28	胸水による声音聴診の変化	66
29	気胸による呼吸音の変化	69
30	気胸による声音聴診の変化	70

人工呼吸器の聴診

CD		
31	人工呼吸器正常作動音	74
32	人工呼吸器回路のリークの音	74
33	人工呼吸器装着患者の口元でのリークの音	74
34	人工呼吸器導管内の水貯留の音	74

症例提示

CD		
35	症例1　結核の空洞近くで聴取された罐子音	78
36	症例2　気胸によるcrunching sound（Hamman's sign）	80
37	症例3　喘息と診断されていた結核性気管気管支狭窄の呼吸音	82
38	症例4　甲状腺癌気管浸潤による気管狭窄の手術前後の呼吸音	85
39	症例5　気管支カルチノイドによる右主気管支閉塞の呼吸音	88

CD			
40	症例 6	肺癌による気管支狭窄の低音性連続性ラ音	91
41	症例 7	右下葉切除後の断端瘻の呼吸音	93
42	症例 8	肺動静脈瘻の血管性雑音	94
43	症例 9	結核性気管気管支狭窄の手術前後の呼吸音	96
44	症例10	放射線性肺臓炎における治療前後の呼吸音	101
45	症例11	細菌性肺炎の断続性ラ音	105
46	症例12	肺水腫の断続性ラ音	107
47	症例13	皮下気腫の音	108
48	症例14	自然気胸の呼吸音	109
49	症例15	喘息の頸部聴診（通常のリズムの頸部聴診）	110
50	症例15	喘息の頸部聴診（最大呼気位付近の聴診）	110

I章　呼吸音聴診の歴史

1　HippocratesとLaennecの原点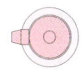

　聴覚を呼吸器の診察に用いた歴史は紀元前400年頃のギリシャ時代に遡り，Hippocratesの書に「ヒポクラテス振盪音，Succussio Hippocratis, Schüttel plätschern」の記載がある．Klempererの診断学の教科書によればこれは「胸膜腔に液体と空気が存在している際，患者の上半身を強く振ると，離れたところから聴こえる金属性の響きのあるPlätschern（ぴしゃぴしゃした音あるいはばしゃばしゃした音）」である．

　さらにHippocratesの書には「皮をこするようなキューキューという音が呼吸音に加わって聴こえた」という記載があるといわれている．これは現在での摩擦音または連続音であったのであろうか．今から2000年以上も昔のことであった．

　かつては検者の耳を被検者の胸部に直接にあてて，聴診を行っていた

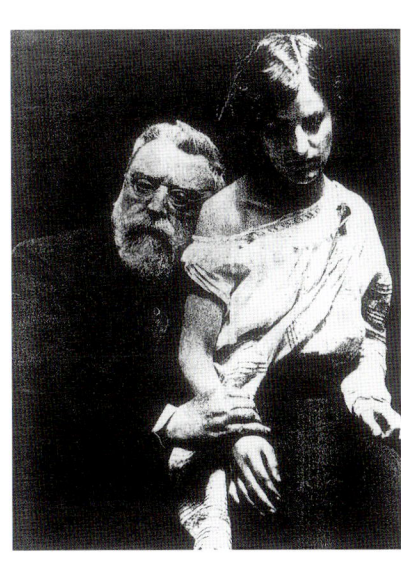

図1-1　直接聴診法
19世紀の時点では診断方法は簡略であり，Laennecの聴診器はいつも利用されているわけではなかった．
（写真提供：HOPITAL LAENNEC）

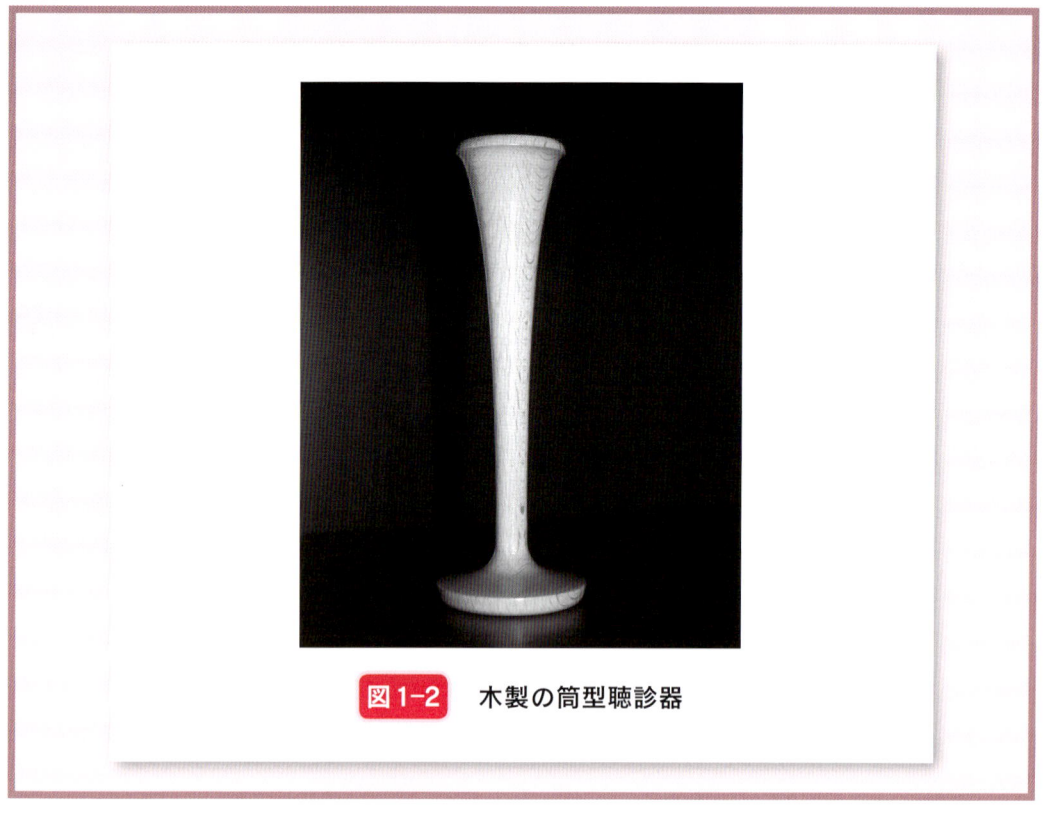

図 1-2 木製の筒型聴診器

(直接聴診法)(**図 1-1**). 聴診器を用いて聴診をすること(間接聴診法)を発明したのはフランス人の臨床病理学者 René-Théophile-Hyacinthe Laennec (1781-1826) である. それは約200年前のことであった. 1816年に Laennec が, 細長い板の端にキズをつけて他の端でその音を聴いて遊んでいる子供達の姿にヒントを得て, 心臓病の肥満の女の子の前胸部に紙を丸めて聴いてみたところ, 驚くほどによく聴こえた. その後 Laennec は木製の筒型の聴診器(**図 1-2**)を発明した. その時の感激を彼は「内部の肺が私に話しかけているようだった. しかもまったくの外国語で」と語っている. パリの Necker 病院で彼は多くの患者の胸を聴き, それを細かく記述した. その後その聴診所見と剖検所見とを対比した. これをもとに 1819 年に Laennec は "L'Auscultation Médiate"(間接聴診法)を著した. この書の内容は現在の聴診法の基礎になっているといえる. Laennec は副雑音を基本的に4種類に分類した. この基本4分類は現在の分類と同じである. 当時は全入院患者の3分の1以上の患者は結核症であった時代である. 彼は副雑音の総称として Râle を用いた. しかし Râle は「咳嗽不全に陥っている死に瀕している重症患者の喉で

生じるゴロゴロという音」であると患者は思い，患者にとっては癌と同じ意味を持つのでLaennecは患者の前ではRâleという語を用いずに，その代用としてRhonchusという言葉を用いたという．

まもなく1821年に英国のForbesらによってLaennecの著書が英訳された．これによって聴診技術が英米に伝えられた．

2 命名の歴史

Forbesらによって Laennec の著書が英訳された際に Râle と Rhonchus とに異なった意味が与えられたといわれている．すなわち Râle は断続音，Rhonchus は連続音の意味を持つようになった．以来これらの用語が永く用いられてきた．米国の Fraser and Parre の教科書（1988）の分類では Râle と crackle が断続音の同義語として，Rhonchus と wheeze が連続音の同義語として用いられている．同じ米国の Murray の教科書（1988）では Râle の用語はなく，「断続音の全体を crackle とし，連続音を wheeze と Rhonchus とに分ける」American Thoracic Society（ATS：アメリカ胸部疾患学会）の案（1977）（後述）を採用している．

「離れて聴こえるあるいは口腔で聴こえる連続音を wheezes と，聴診で聴こえる連続音を Rhonchus と呼称することがあるが，両者は基本的には同じ現象であるので連続音をまとめて wheezes と呼ぶことにする」と英国の Forgacs（1978）は述べている．彼は断続音を crackle と呼んでいる．英国の Crofton の教科書（1989）では連続音の全体を wheeze とし，断続音の全体を crackle としている．

日本における分類および命名はドイツ学派の命名に従ってきた．これをわが国の内科診断学の教科書（例：沖中ほか，1959；吉利和，1968）にみることができる．そこには異常呼吸音の性状を記述する言葉のひとつとして罎子音（どんしおん）amphorisches Atmen という異常呼吸音が記載されている．罎子音は「壺または瓶の口に唇を近づけて吹く時に聴かれる音に似ていて，倍音を持った音である．気管支呼吸音の一種である．径6cm以上の内壁が平滑な空洞が大きな気管支の走行の途中に開口している場合，あるいは開放性気胸の場合に聴くことがある」と記載されている．たとえばこの罎子音のように，呼吸音の記述に擬音的表現が多く用いられてきた．

ドイツの Klemperer の診断学の教科書（26版，1931）では副雑音（ラ音）

Rasselgeräuschを乾性ラ音 trockene Rasselgeräusch（dry rale）と湿性ラ音 feuchte Rasselgeräusch（moist rale）とに分類した．

乾性ラ音はさらに

　　類鼾音（るいかんおん）　Schnurren（Rhonchi sonori）
　　笛声音（てきせいおん）　Pfeifen
　　咿軋音（いあつおん）　　Giemen（Rhonchi sibilantes）
　　飛蜂音（ひほうおん）　　Brummen

などに分類された．

湿性ラ音は

　　大水泡性ラ音　grossblasige Rasseln
　　中水泡性ラ音　mittelgrossblasige Rasseln
　　小水泡性ラ音　kleinblasige Rasseln

に分類された．

また，捻髪音 Knisterrasseln（feinst- und gleichblasiges Rasseln, Crepitatio）という用語も用いられた．

わが国においてはドイツ語のRassel"ラッセル"という言葉は終戦後の昭和の時代に病を得た患者の一部にも知られているほどに呼吸器診療で頻繁に用いられた言葉である．

De Remee（1969）がアメリカVelcro社のマジックバンドをはがす時の音に似ている音が肺線維症症例に聴取されることがあると報告した．この"ベルクロ"は日本において有名な用語となった．しかし欧米ではほとんど用いられていない，少なくとも日本におけるほどには繁用されていないといわれている．

"ベルクロ"という用語はわが国における聴診への関心を高めたという意味においては重要な働きをした．

アメリカ胸部疾患学会（ATS）のCugel，GeorgeおよびMurphyからなる委員会がATSに「断続音をcrackleとし，fine crackleとcoarse crackleとに分けること，連続音をwheezeとrhonchusとに分けること」という案を提案した（1977）．ここでは分類に周波数，持続時間などの客観的指標が用いられた．この提案の細部はこれからも検討され続けると思われるが，従来の主観的な聴覚心理学的表現あるいは擬音的表現をやめて，より客観的な記述をする方向に動きだしたことは特記すべきことである．最近のわが国における呼吸音に関する記載には，論文はもとより教科書でもこの方針に則った記載が多くなってきた．

Pasterkamp（1997）は正常呼吸音をnormal lung soundsとnormal tracheal soundsの二つだけに分類した．しかし肺胞呼吸音の認識とそれの気管支呼吸音への変化は有用な所見と考えている．したがって本書における呼吸音の分類は従来通りとする．

3 聴診に関する研究の歴史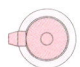

19世紀の前半のパリでLaennecによって生まれた近代聴診学の創始期には聴診は肺結核症の診療に有用であったと想像する．現在ほどに臨床検査が多くなかった時代においては臨床において聴診が重要な位置を占めていた．しかし最近のめざましい種々の臨床検査の発展により検査から得られる患者の情報が増加した．その陰で，問診・触診・打診・聴診によって直接に患者から得ることのできる情報を軽視する傾向があるのではないかと筆者は危惧している．

Waring（1936）によれば双耳型聴診器を発明したのはニューヨークのCammann（1854）である．Bullar（1884）あるいはFriedrich von Müllerら（1929）は呼吸音の発生機序の研究，周波数分析などを行った．わが国においても1920年代にはすでに呼吸音に関する研究論文が発表されている．1962年には海老名らによる聴診に関する名著がレコード付きで出版された．

その後音響工学および分析技術などの発展および学際的研究の雰囲気もあって聴診を研究対象とする学者が増加した．1970年代になって国際的な呼吸音に関する学会が組織され，その第1回が1976年にInternational Lung Sound Conferenceとしてボストンで開催された．

1981年より日本胸部疾患学会でも呼吸音のセッションが設けられるようになった．一方1983年に日本における第1回肺音（呼吸音）研究会が行われた．

1985年第10回International Lung Sound Conferenceが日本で三上理一郎教授の会長のもとで行われた際に，「肺の聴診に関する国際シンポジウム」が開催された．そこで呼吸音の分類の三上私案が提案された．ここでかつてわが国で湿性ラ音と呼ばれていた副雑音を断続音と呼び，乾性ラ音と呼ばれていた副雑音を連続音と呼ぶことが提案された．わが国の呼吸器聴診学用語が，国際的統一の動きの中で，より客観的科学的な表現を指向しつつ整理されていくことの契機となった．

最近の計測機器の発達，量子化技術の普及，データ処理ソフトの普及

によって以前より容易に呼吸音を研究対象とすることができるようになった．呼吸器の音響伝搬特性，正常および異常呼吸音の発生機序，副雑音発生機序，各種呼吸器疾患での聴診所見の特徴，種々の病態生理と呼吸音との関連，呼吸機能検査への呼吸音の利用などについての研究が盛んに行われている．

　このように近年の呼吸器病学の新しい展開とともに呼吸器聴診の有用性が再認識されるようになり，また近年の工学・物理学の進歩の助けを受けて呼吸器聴診はさらに新しく展開し，広く応用されることが期待されている．また医師に限らず多くの医療分野の職種の人々に利用されつつある．

II章　聴診法

1　胸郭の解剖・構造

　体表・骨と肺の位置関係を**図2-1**に示す．これらの図より体表面上の聴診すべき部位が理解できる．さらにそれぞれの聴診部位と肺葉および肺区域との位置関係が**図2-2**より理解できる．**図2-1**は安静呼気位に

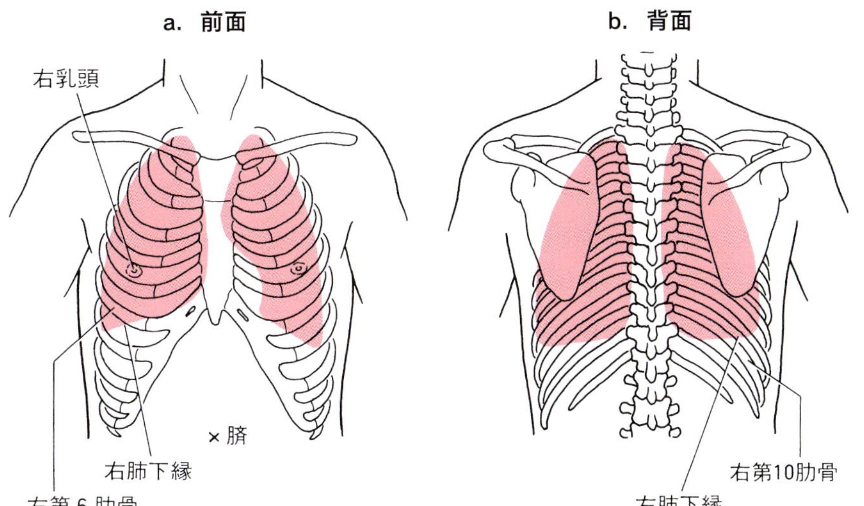

図2-1　体表・骨と肺の位置関係

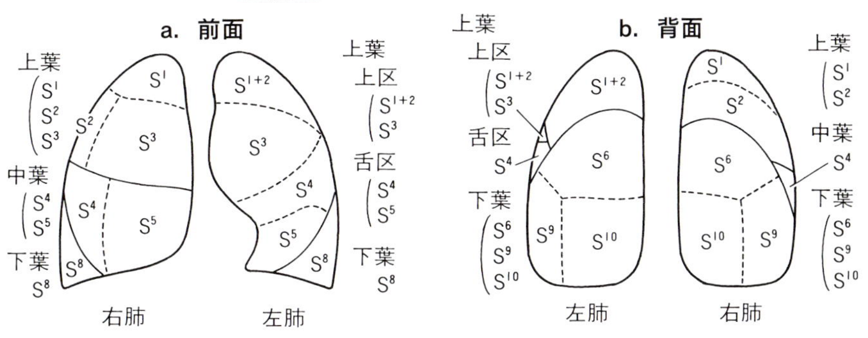

図2-2　肺葉・肺区域の位置関係

おける肺の位置を示すので，大きく呼吸をした場合には，位置関係がこれらの図とは多少異なる．肺の下縁は吸気時には足側に数cm，呼気時には頭側に数cm移動し，最大吸気位から最大呼気位の間で約10 cm移動する．

2 患者の姿勢

A. 坐位での聴診

両手を腰に当て，軽く背筋を伸ばした体位を患者にとらせ，右ききの人は患者の右側に坐って聴診するとよい（**図2-3**）．その場合，まず右手で心臓の聴診，続いて呼吸音の聴診を前胸部，左手で背部，右側胸部の順に行い，最後に自分が立って左側胸部を聴診する．はじめに患者の正面から，次に患者の背後から聴診する医師が多いが，患者の正面から聴診する方法は勧められない（注）．聴診を要する患者は一般に咳と痰が多く，患者を前から聴診することは衛生的でない．特に気管切開をしている患者では，咳をする際に患者が横を向いても気管切開口は前を向いたままであるので，咳と痰はそのまま診察する者にかかってしまう．また，正面からではあまり患者に近づくことができないが，横から聴診すれば患者に十分に近づくことができ，短い聴診器を使うことができる．さらに，横から聴診すれば患者に後ろ向きになるなどの体位変換をしてもらわずに聴診できる．これにより聴診の際の時間の節約と体位変換の際の転倒事故の防止ができる．一般に高齢者は機敏に動けないために体位変換に時間がかかり，転倒などの事故も起きやすいので，できるだけ回転椅子上での体位変換はしない方がよい．

［注］
社団法人医療系大学間共用試験実施評価機構が作成した医学部の診療参加型臨床実習開始前の教材（DVD）では，医師が患者の前胸部を患者のほぼ正面から聴診している．

B. 臥位での聴診

坐位での聴診を基本とするが，起き上がれない患者では臥位のまま聴診する．その際には仰臥位のみではなく，可能な限り側臥位にて背部の聴診を念入りに行う．臥床している患者では沈下部である背部に病変が生じやすく，副雑音が発生しやすいからである．やむなく仰臥位のまま

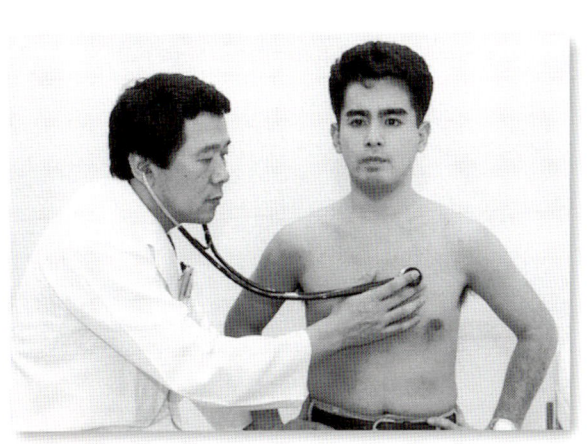

図2-3　坐位での聴診
両手を腰に当て，軽く背筋を伸ばした体位を患者にとらせ，右ききの人は患者の右側に坐って聴診するとよい．

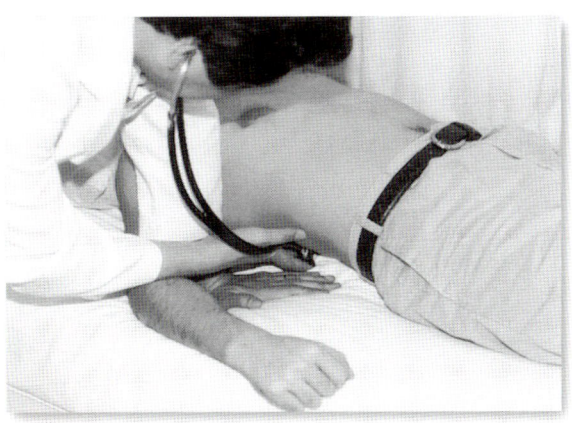

図2-4　臥位での聴診
やむなく仰臥位のまま聴診する際には，聴診部位のマットレスを押し下げ，聴診器を奥に入れて，できるだけ背部の広い範囲を聴診する．

聴診する際には，聴診部位のマットレスを押し下げ，聴診器を奥に入れて，できるだけ背部の広い範囲を聴診するようにする（**図2-4**）．

C. セミファウラー位での聴診

　軽度の気胸を疑って聴診する際にはセミファウラー位で左右の前胸部の上肺野を聴診（**図 2-5，2-6**）し，左右の正常呼吸音の大きさを比較する．気胸が存在すると，肺から胸壁への音の伝達が阻害され，呼吸音

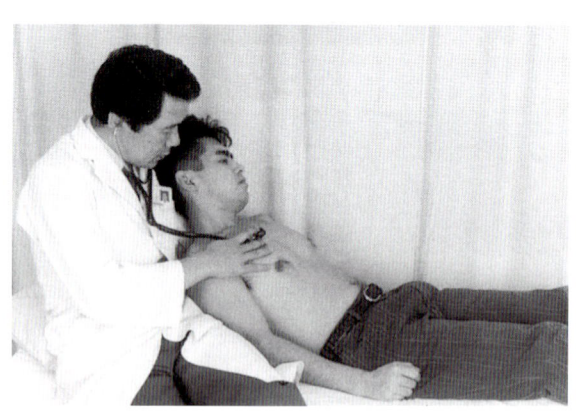

図 2-5 セミファウラー位での聴診①

軽度の気胸を疑って聴診する際にはセミファウラー位で左右の前胸部の上肺野を聴診し，左右の正常呼吸音の大きさを比較する．

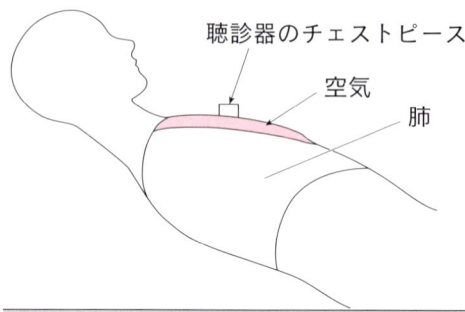

図 2-6 セミファウラー位での聴診②

患者がセミファウラー位になると，胸腔内にある空気は上前胸部に集まる．その部位で聴診，すなわち，肺と聴診器の間に空気を挟むようにして聴診すると，その部位の呼吸音が聴取できなくなるほど，減弱する．軽度の気胸の際に非常に有用な聴診法である．

が小さくなる．気胸の聴診で重要な点は胸腔内の空気の直上で聴診することである．空気は肺に比べて軽く，胸腔内の上部に貯留するので，軽度の気胸の際にはセミファウラー位で前胸部の上肺野，坐位で肺尖部，また，仰臥位では前胸部の下肺野に空気が貯留する．肺尖部では厚い筋肉や鎖骨のため，また，前胸部の下肺野では心音のために，左右の正常呼吸音を比較しにくい．なお，進行した気胸ではどの部位で聴診しても正常呼吸音が消失しているので，どんな体位で聴診しても容易に診断できる．

3 聴診部位

A. 胸部の聴診

スクリーニングを目的とした聴診であれば，左右の前胸部の上，中，下肺野，左右の背部の上，中，下肺野，および左右の側胸部の計14ヵ所を聴診すれば十分であろう（注）．異常があればさらに多くの部位を聴診する．重要な点は左右を比較しながら聴診することである．聴診器の移動は，呼気の終末に行い，吸気のはじめから1呼吸ないし数呼吸同じ部位で聴診する．呼吸音の聴診にはチェストピースの膜を一定の圧で胸壁に密着させておくことが重要である．膜が密着せずに胸壁からはがれるとラ音と紛らわしい音が発生するのでチェストピースの保持には注意を要する．

[注]
社団法人医療系大学間共用試験実施評価機構が作成した「診療参加型臨床実習に参加する学生に必要とされる技能と態度に関する学習・評価項目（正式実施第2版）」では，「前胸部では肺尖・側胸部・胸部下端を含む胸部全体（8ヵ所以上）を聴診する．背部では，背部全体（8ヵ所以上）を聴診する．（前胸部と比べてより下部まで行う）」と記載されている．また，米国の身体診察に関する，バイブル的な教科書（Bate's Guide to Physical Examination and History Taking）には，前胸部では左右6ヵ所ずつ計12ヵ所，背部では左右7ヵ所ずつ計14ヵ所の聴診をするように記載されている．

B. 頸部の聴診

胸壁上の聴診が聴診器のチェストピース近くの局所の情報しか得られないのに対し，頸部呼吸音の聴診（図2-7）からは換気の状態，気道の

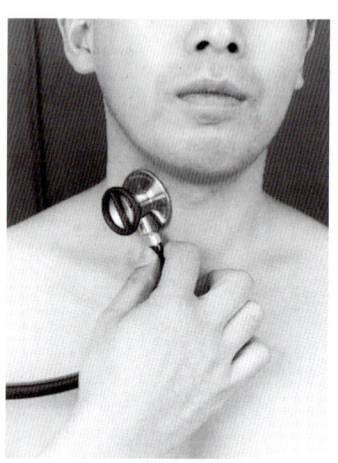

図 2-7 頸部での聴診
換気の状態，気道の閉塞状態などの肺全体の情報を得ることができる．また，胸壁上のどこかで聴こえる多くの連続性ラ音は頸部気管上で聴取可能である．CD ㊾とCD ㊿を参照．

閉塞状態などの肺全体の情報を得ることができるので，頸部はきわめて重要な聴診部位である．特に緊急に患者の呼吸状態を判断する必要がある場合に優れた聴診部位である．

また，胸壁上のどこかで聴こえる多くの連続性ラ音は頸部気管上で聴取可能である．すなわち，軽い喘息発作の際に胸壁上の特定の部位でしか連続性ラ音が聴取されない場合でも，頸部1ヵ所の呼吸音を聴診すれば容易に連続性ラ音を検出できる．そのため，頸部の聴診は喘息患者の経過観察にも優れている．しかし，聴診中に患者が咳をすると，痛みを感じるほどの大きな音として聴こえるので注意が必要である．

C. 口腔（口元）での聴診

気道病変によって生じる粗い断続性ラ音（coarse crackle）の検出には，口腔での聴診（**図 2-8**）が優れている．気管支拡張症，慢性気管支炎，あるいは副鼻腔気管支症候群などの患者で聴取される粗い断続性ラ音の場合には口腔でも聴取される．ある特定の部位から断続性ラ音が発生し

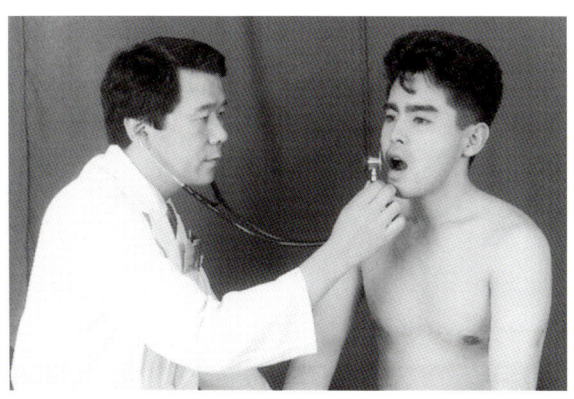

図2-8 口腔（口元）での聴診
粗い断続音は太い気道で発生し，口腔に近く，かつ大きい音であるため，口腔でよく聴取される．

ている場合，胸壁上の聴診だけでは聞き漏らすことがあるが，口腔で聴診すれば聞き漏らすことが少なく全肺野の情報をとらえる聴診方法として優れている．

しかし，肺線維症あるいは間質性肺炎の患者で聴取される細かい断続性ラ音（fine crackle）は口腔での聴診では検出できない．そのため，口腔で聴診することにより，粗い断続性ラ音と細かい断続性ラ音を鑑別することができる．粗い断続性ラ音は太い気道で発生し，口腔に近く，かつ大きい音であるが，細かい断続性ラ音は，肺胞領域あるいは末梢の気道から発生し，口腔から遠く，かつ小さい音であるためと考えられる．

4 呼吸法

A. 安静換気

原則的に安静換気から聴診を開始する．次にゆっくりと深い呼吸をさせる．一般的に同じ副雑音であっても安静換気で聴取される場合には病状が悪い．

B. 最大呼気位までの呼出

　軽度の閉塞性障害（あるいは呼出障害）を検出する方法として，頸部あるいは肺野の呼吸音の聴診の際に，安静呼気位（安静換気中の息を吐いた状態）から最大呼気位（息をいっぱいに吐いた状態）まで患者に呼出させる方法がある．喘息発作時には，安静換気時にも連続性ラ音が聴取されるが，軽い閉塞性障害の場合では安静換気時には連続性ラ音が聴取されず，正常な場合と鑑別することが困難である．しかし，患者に安静呼気位から最大呼気位までゆっくり呼出させると，軽度な閉塞性障害の場合でも連続性ラ音が聴取される．また，一般に閉塞性障害が軽い場合には，呼気の終末のみ，すなわち最大呼気位の近くで連続性ラ音が聴取される（図2-9）．また，もう少し強い障害であれば安静呼気位近くよりラ音が聴取される（図2-10）ので，閉塞性障害のおよその程度を知ることができる．

C. 努力呼出

　軽度な閉塞性障害を検出する方法として患者に努力呼出（勢いよく息を吐くこと）をさせる方法があるが，この方法は患者が咳込むことが多く，患者に負担がかかる．また，感染症の場合は菌，ウイルスを含む飛沫を飛散させてしまうので，好ましい方法ではない．

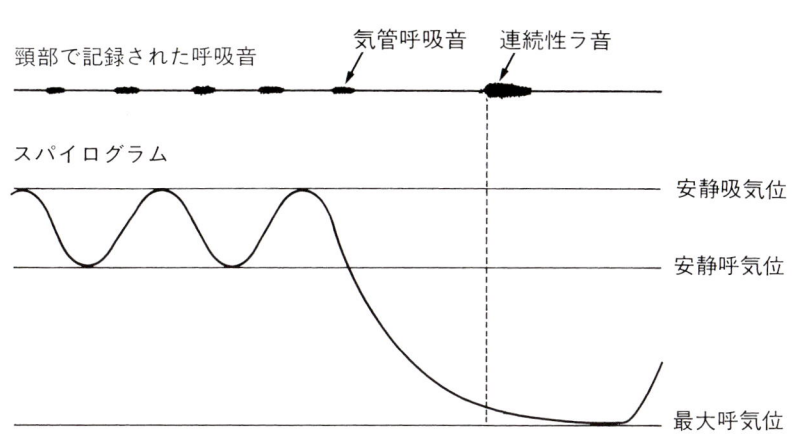

図2-9 頸部で記録された呼吸音とスパイログラム

安静吸気位から最大呼気位までゆっくり呼出させた時の記録．最大呼気位付近で連続性ラ音が出現している．軽度の閉塞性障害を伴う症例では，この症例のように呼気終末に連続性ラ音が聴取されることが多い．破線は連続性ラ音出現のタイミングを示す．

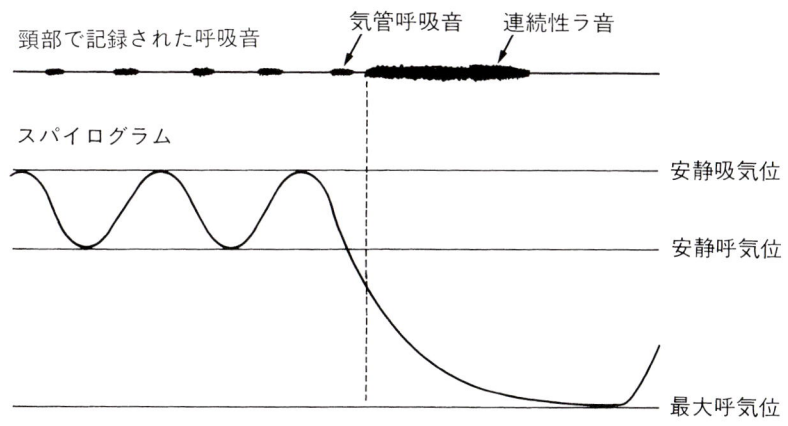

図2-10 頸部で記録された呼吸音とスパイログラム

図2-9と同様に，安静吸気位から最大呼気位までゆっくり呼出させた時の記録．安静呼気位から少し呼出したレベルで連続性ラ音が出現している．図2-9の症例と比べるとより強い閉塞性障害が存在することが推測できる．

5 聴診のポイント

聴診のポイントを**表2-1**に示す.

表2-1　聴診のポイント

1) 正常呼吸音について
　　音の大きさはどうか？
　　質的変化はないか？
　　左右差はないか？
2) 呼吸副雑音について
　　どの部位で聴取されるか？
　　呼吸の位相との関係は？
　　　吸気時か呼気時か？
　　　吸気時ならば終末のみか？
　　　　前半あるいは中期からか？
　　連続性か断続性か？
　　音の大きさは？
　　音の高さは？
　　音質は？
　　どんな呼吸法で聴取されるか？

6 聴診器

　筆者は短い聴診器を使用することを勧めている．その理由はチェストピース（聴診器の先端部分）とイヤーピース（外耳道に挿入する部分）の間の導管が長いとその導管で音が減衰し，音が聴こえにくくなること，また，導管が長いと導管の部分が患者の体，衣服あるいは自分の腕に接触して雑音を発生させるからである．長さの目安としては，聴診器を耳にかけた際にチェストピースが自分の臍（へそ）のあたりになる長さを目安としている．市販の聴診器は一般に長すぎる傾向がある．実際に患者を聴診している際に導管の部分がたるんでいるようであれば長すぎる．
　一般に用いられている聴診器のうち比較的使いやすいと思われる聴診器を**図2-11**に示す.

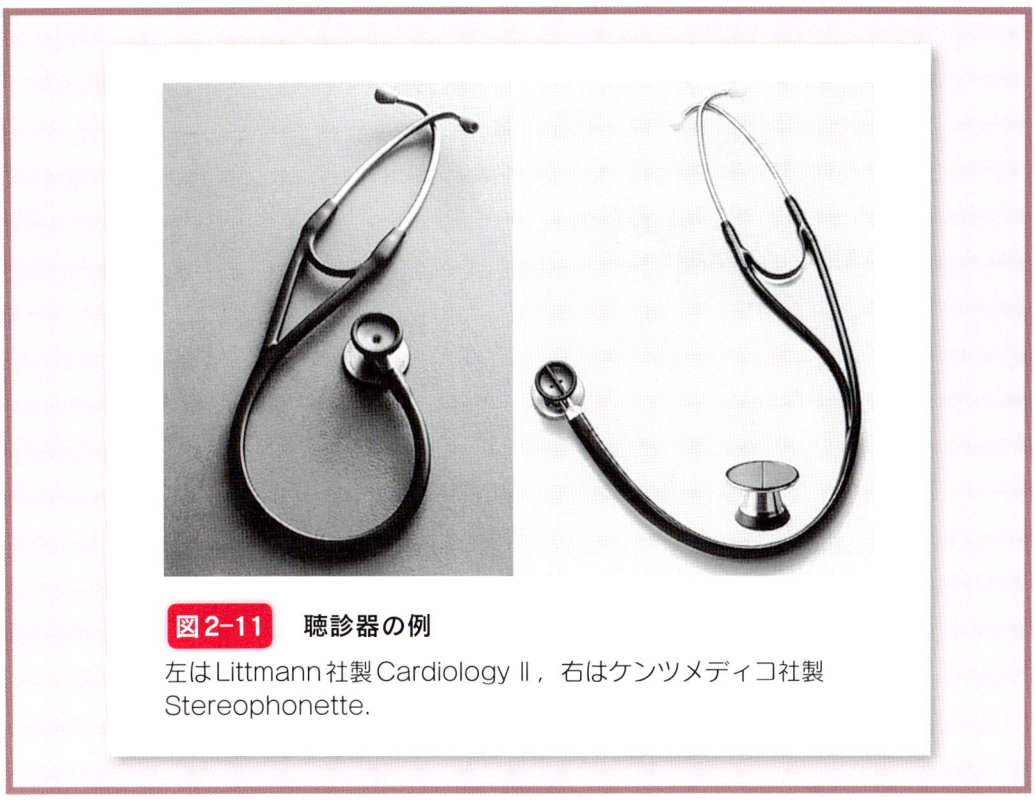

図2-11 聴診器の例
左はLittmann社製Cardiology II，右はケンツメディコ社製Stereophonette.

A. 聴診器の周波数特性

　　膜型のチェストピースは高い音の聴診に向き，ベル型のチェストピースは低い音の聴診に向いている．普通の聴診器は膜とベルを切り替えられるようにできている．呼吸音の聴診には周波数特性および使いやすさの点から膜型のチェストピースが用いられている．一般的に膜型では100 Hzから数kHzの音が聴こえやすくなっている．その周波数特性はマイクロフォンのように平坦ではなく，周波数によって聴こえやすかったり，聴こえにくかったりするが，実用上特に問題ないようである．膜型の聴診器の周波数特性の一例を図2-12に示す．

7 聴　覚

A. 音の大きさのレベル

　　音の強さが同じでも周波数が異なれば音の大きさが異なって感じる．

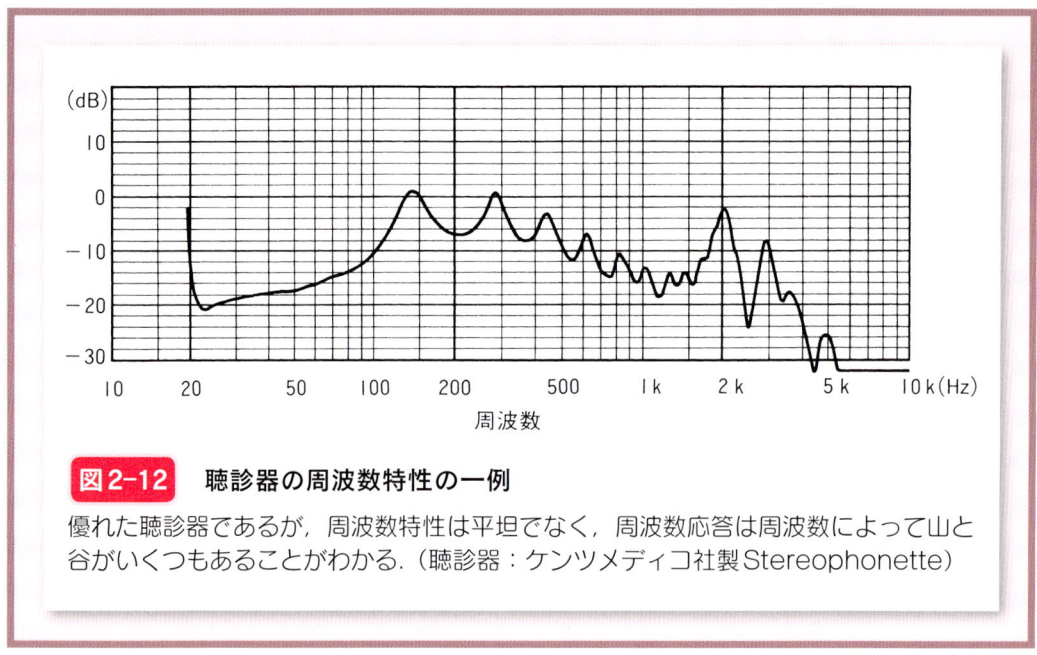

図2-12 聴診器の周波数特性の一例

優れた聴診器であるが，周波数特性は平坦でなく，周波数応答は周波数によって山と谷がいくつもあることがわかる．（聴診器：ケンツメディコ社製Stereophonette）

正常な聴覚を持つ人では音の強さが同じでも数百Hzから6kHz程度の音が大きく聴こえ，100Hz以下の音は小さくしか聴こえない（図2-13）．

B. 聴診と聴覚

100Hz以下の低い成分の音は聴診器で伝わりにくく（図2-12），さらに，人間の耳でも小さくしか聴こえない（図2-13）．この二つの要因により，肺内で発生した低い周波数の音は，大きな音であっても情報としての意味は小さいと考えられる．一方，正常呼吸音あるいは副雑音のうちの高い周波数成分は聴診器を通して耳に到達しやすく，さらに，人間の耳で大きな音として聴こえる．そのため，高い周波数成分を含む音は小さな音であっても情報としての音の意味は大きい．また，周波数特性が平坦な録音システムで記録した音を分析した結果と，聴診した感じはかなり異なると考えられる．

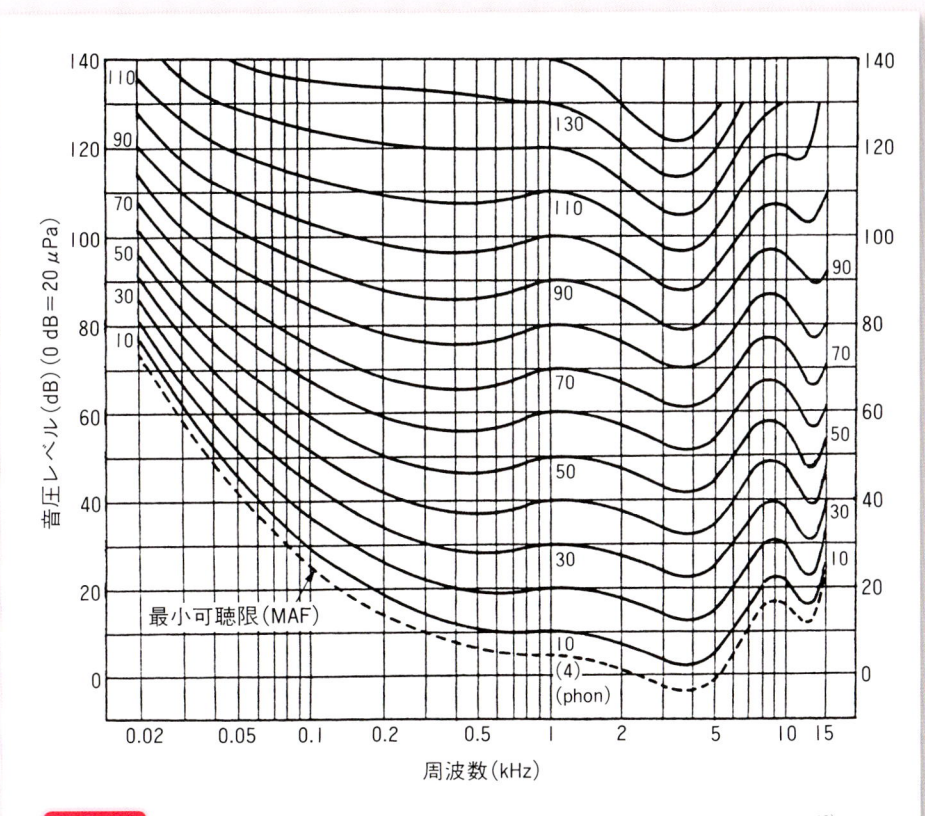

図2-13 純音の大きさの等感曲線（ロビンソン-ダッドソン曲線）[13]

縦軸は音圧レベルを示し，下にあるほど小さな音である．曲線に付けてある数値（ホン）は音の大きさのレベルで，1000 Hzの純音の音圧レベルと等しい値である．各曲線上の点では音の周波数に無関係に同じ大きさとして感じる．正常な聴覚を持つ人では音の強さが同じでも数百Hzから6 kHz程度の音が大きく聴こえ，100 Hz以下の音は小さくしか聴こえないことがわかる．

III章　サウンドスペクトログラム

　呼吸音の特徴，あるいは分析結果を示す図として数種類のグラフが使用されている．もっとも一般的なものは，横軸に時間を，縦軸に音の大きさを示す図であり，本書でも随所に波形として示されている（例：30頁の図5-3参照）．時間軸を引き延ばし，短時間の波形の変化をわかりやすく示した図をtime-expanded waveformということもある．また，ある時間の波形をフーリエ解析して横軸に周波数を縦軸に音のパワー（音の大きさを表す指標）を示すパワースペクトルもある（例：38頁の図6-2の下図参照）．

　第三のグラフとして，サウンドスペクトログラムがある．この図は横軸に時間を，縦軸に周波数を示し，音のパワーの大小を濃淡で表す図で，音を三次元的に表す図である．平面上に，パワースペクトルの時間的変化を表す図と表現することもできる．この図により音の特徴を視覚的に読み取ることができ，音楽関係，動物の鳴き声の分析，潜水艦を探索するソナーなど，様々な分野で活用されてきた．犯罪捜査では，犯人の声の分析に使用され，サウンドスペクトログラムが"声紋"と呼ばれて活用されてきた．

　ある一定周波数の音，すなわち純音をサウンドスペクトログラム上に表すと，横に伸びる直線として表現される．時間経過によらず，ある周波数にのみパワーが集中するからである．連続性ラ音は，純音に似ているが，純音と違い，時間の経過に従い，少しずつ周波数が変化する．そのため，曲線として表される．

　本書のCDから，三つの音を選び，それらの音をサウンドスペクトログラムで示してみたい．図3-1に，本書のCD⑩の気管支狭窄例の高音性連続性ラ音（wheeze）を示す．一つの音源から発生した，すなわち単音性（monophonic）の，連続性ラ音が呼気時にある．サウンドスペクトログラム上では，呼気時に濃い横の線として表され，その周波数は800 Hz前後の高音性連続音であることがわかる．周波数が動揺しているが，比較的一定していることがわかる．連続性ラ音は純音と異なり，時間とともに周波数が変化する．

　図3-2にCD⑦の気管支狭窄例の低音性連続性ラ音（rhonchus）を示

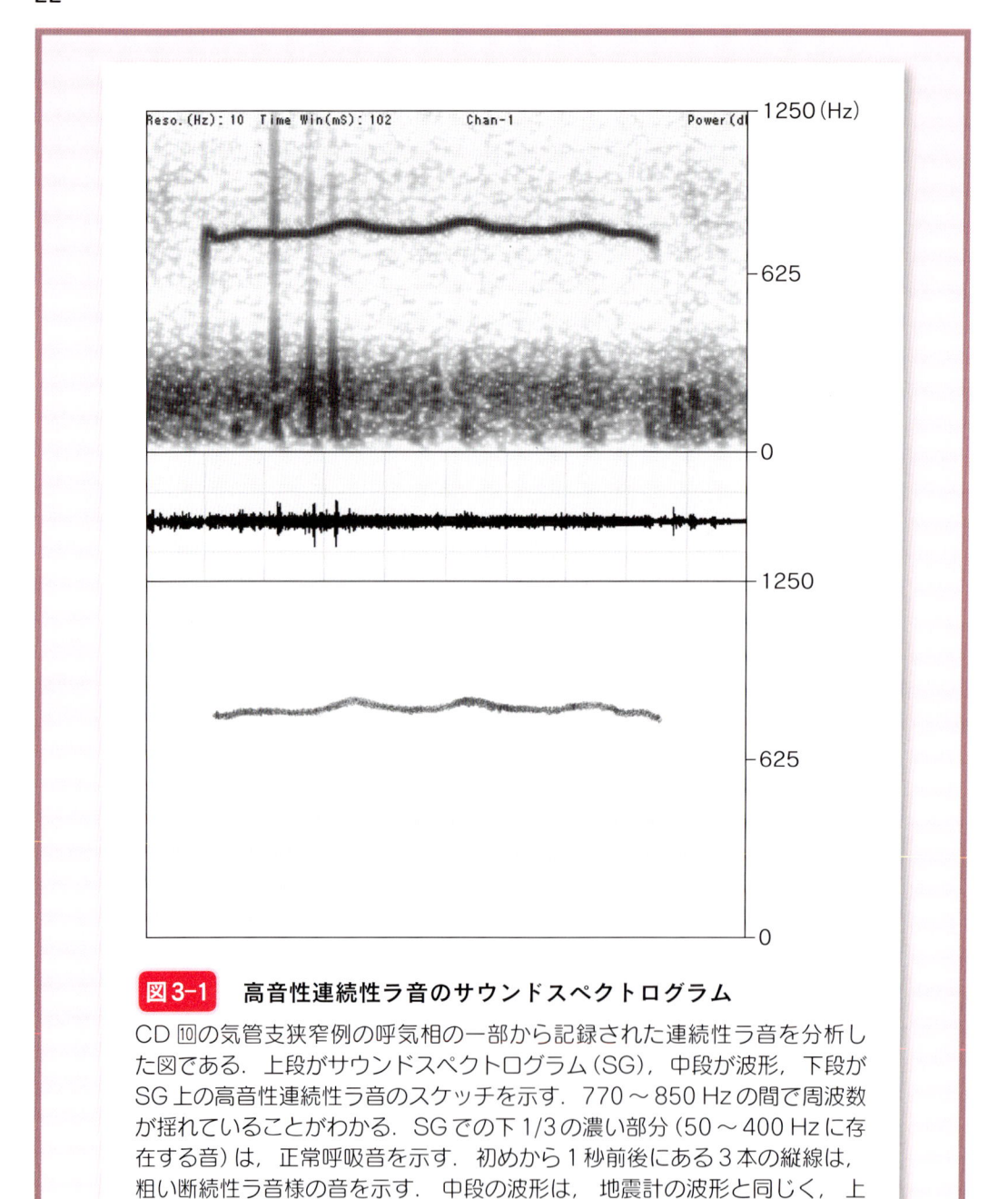

図3-1　高音性連続性ラ音のサウンドスペクトログラム

CD ⑩の気管支狭窄例の呼気相の一部から記録された連続性ラ音を分析した図である．上段がサウンドスペクトログラム（SG），中段が波形，下段がSG上の高音性連続性ラ音のスケッチを示す．770〜850 Hzの間で周波数が揺れていることがわかる．SGでの下1/3の濃い部分（50〜400 Hzに存在する音）は，正常呼吸音を示す．初めから1秒前後にある3本の縦線は，粗い断続性ラ音様の音を示す．中段の波形は，地震計の波形と同じく，上下方向には音圧（音の大きさ）を表す．全体で3.6秒間．

す．呼気時の単音性（monophonic）の連続性ラ音である．周波数は150〜210 Hz程度である．サウンドスペクトログラムでは，呼気時に濃い横の線として表される（スケッチの①）．この連続性ラ音の始まりは周

図3-2 低音性連続性ラ音のサウンドスペクトログラム

CD⑦の気管支狭窄例の連続性ラ音を分析した図である．上段がサウンドスペクトログラム（SG），中段が波形，下段がSGのスケッチ．スケッチの②は，①の音の倍の高さがあり，始まりと終わりがほぼ同じなので，①の倍音と考えられる．中段の波形により，吸気相と呼気相がよくわかる．全体で3.5秒間．

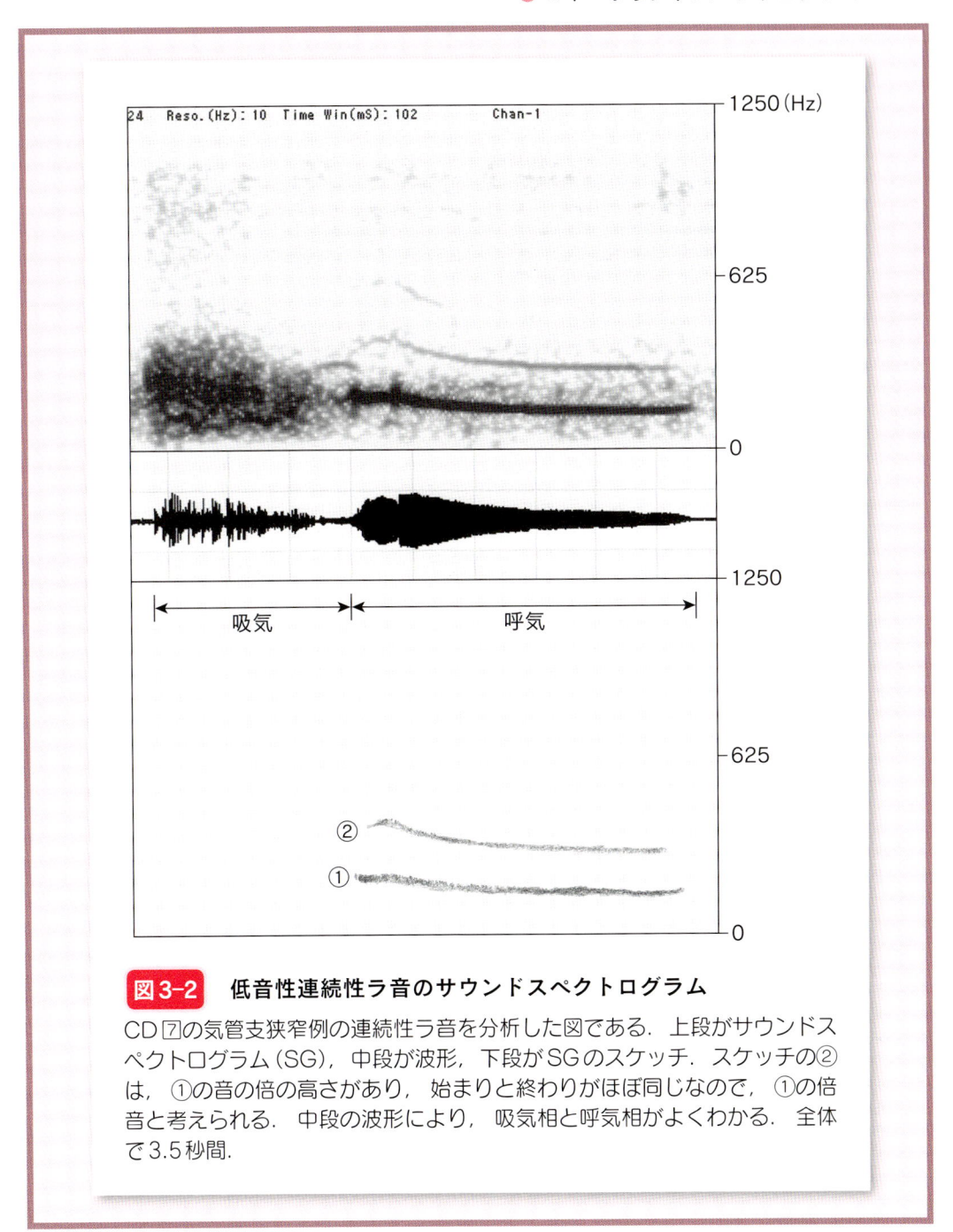

波数が210 Hz，時間経過とともに，周波数が少しずつ低下し，低い音（150 Hz）となって終了していることがわかる．スケッチ①の2倍ほどの周波数の音（スケッチ②）がほぼ同じタイミングで出現している．これは，共鳴によって出現した整数倍の周波数の音（倍音），が記録されて

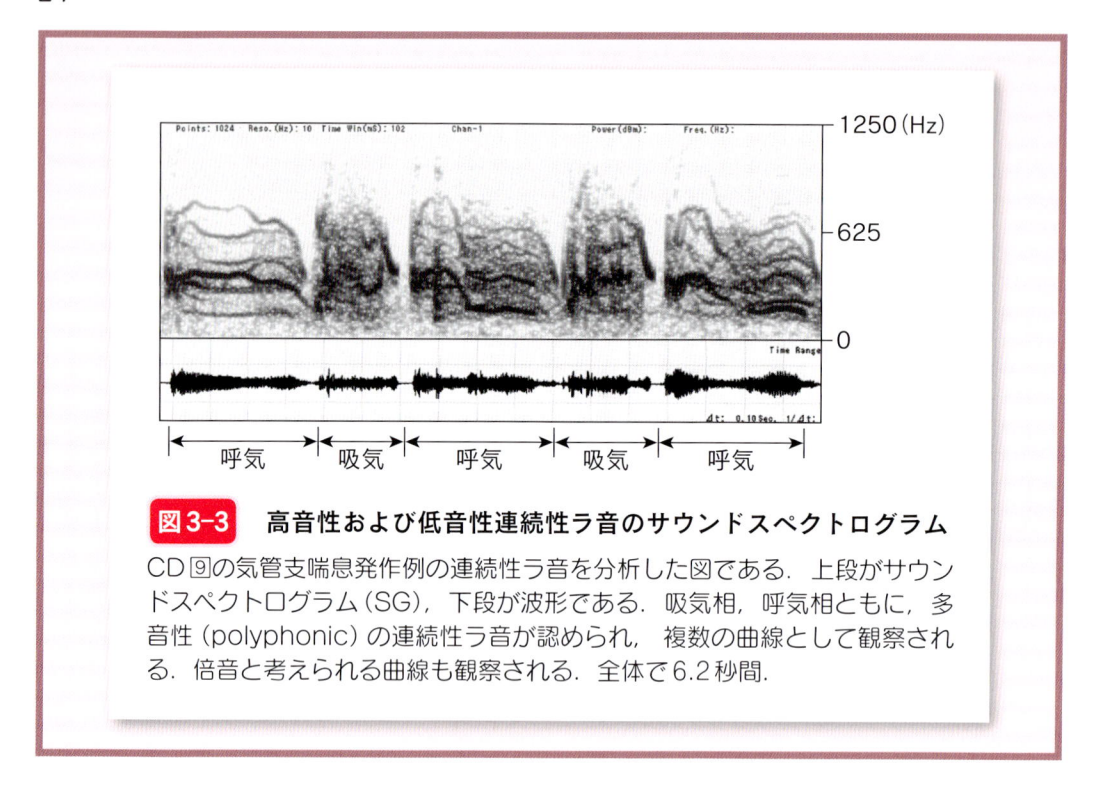

図3-3 高音性および低音性連続性ラ音のサウンドスペクトログラム

CD⑨の気管支喘息発作例の連続性ラ音を分析した図である．上段がサウンドスペクトログラム（SG），下段が波形である．吸気相，呼気相ともに，多音性（polyphonic）の連続性ラ音が認められ，複数の曲線として観察される．倍音と考えられる曲線も観察される．全体で6.2秒間．

いると考えられる．楽器や音声を分析した時にもみられ，倍音の数が多いと縞模様となる．

　図3-3にCD⑨の気管支喘息発作例の高音性および低音性連続性ラ音を示す．喘息発作の場合は，多音性（polyphonic）であることが多い．すなわち，気管支の複数の部位から連続性ラ音が発生していることが多く，サウンドスペクトログラムでは，吸気時にも呼気時にも複数の曲線が観察される．曲線の形状は，呼吸ごとに変化していることもわかる．

謝　辞

　サウンドスペクトログラムの作成にご協力いただいたケンツメディコ株式会社の村竹虎和氏に心から謝意を表します．

IV章　呼吸音の分類

　呼吸音（respiratory sounds）とは主に呼吸運動に伴って生じ，胸部より聴診し得る音の総称である．気道・肺胞を換気する気流の音としての呼吸音（breath sounds）と，異常音である副雑音（adventitious sounds）に分類される．そして，副雑音は呼吸運動に伴って肺内で発生する異常音であるラ音（pulmonary adventitious sounds）と，その他の異常音（胸膜摩擦音，Hamman's sign，血管性雑音など）に分類できる（表4-1）．

表4-1　呼吸音分類の概略

Respiratory sounds（呼吸音）
 I. breath sounds（呼吸音）
　A. normal（正常）
　　a. vesicular sounds（肺胞呼吸音）
　　b. bronchovesicular sounds（気管支肺胞呼吸音）
　　c. bronchial sounds（気管支呼吸音）
　　d. tracheal sounds（気管呼吸音）
　B. abnormal（異常）
　　減弱・消失，増強，呼気延長，気管支呼吸音化，気管狭窄音など
 II. adventitious sounds（副雑音）
　A. pulmonary adventitious sounds（ラ音）
　　1. continuous sounds（連続性ラ音）
　　　a. rhonchus（低音性連続性ラ音，類鼾音）
　　　b. wheeze（高音性連続性ラ音，笛声音）
　　　c. squawk（スクウォーク）
　　2. discontinuous sounds（crackle）（断続性ラ音）
　　　a. coarse crackle（粗い断続性ラ音，水泡音）
　　　b. fine crackle（細かい断続性ラ音，捻髪音）
　B. miscellaneous（その他）
　　a. pleural friction rub（胸膜摩擦音）
　　b. Hamman's sign
　　c. pulmonary vascular murmur（肺血管性雑音）

この分類は三上案[24]に一部改変を加えたものである．原案では，肺が換気される音としての呼吸音（breath sounds）と区別するために，総称としての呼吸音（respiratory sounds）を肺音（lung sounds）としている．さらに，原案に気管支肺胞呼吸音（bronchovesicular sounds），squawk，気管狭窄音などを付加した．

V章　正常呼吸音とその変化

1　呼吸音の特徴と聴取部位

A. 肺胞呼吸音 vesicular breath sounds

　正常な末梢肺に接する大部分の胸壁上で聴取される柔らかい感じの音である．口をややすぼめた状態で息を吸い込んだときにでる音に似ている．特に肺底部でよく聴取される．吸気にはほぼ一定の大きさで聴かれるが，呼気では明らかに弱く聴取される．臨床的には肺胞呼吸音は肺胞換気の指標と考えてよい．この音が呼吸音の基本である．

CD 1　肺胞呼吸音：図5-1, 5-4

　肺胞呼吸音は安静換気では聴診器で聴取しても小さい音である．吸気よりも呼気の呼吸音はさらに弱く聴かれる．呼気は音が小さいためか，やや低い音に聴取される．また，少し大きめの呼吸をさせると，呼吸音がよく聴取できる．この場合，吸気が延長されるが，呼気ではあまり変化を認めない．

図5-1　肺胞呼吸音

吸気開始直後より1秒強，肺胞呼吸音の振幅を認める．呼気は吸気に比較して，振幅が小さく呼気の一部しか振動が持続しない．後述の気管呼吸音との周波数成分の比較を呼吸音図5-4に示す．

B. 気管支呼吸音 bronchial breath sounds

　肺胞呼吸音よりも大きく，高調な成分を持つ呼吸音である．吸気よりも呼気で大きく，長い時間持続するとされる．また，吸気と呼気の間には明らかなポーズがあるように聴取される．正常では胸骨上部の狭い範囲でのみ聴かれる．肺胞呼吸音が聴かれるべき部位での気管支呼吸音の出現は，肺炎や無気肺を疑わせる所見である．CD 20（56頁）参照．

図5-1 肺胞呼吸音

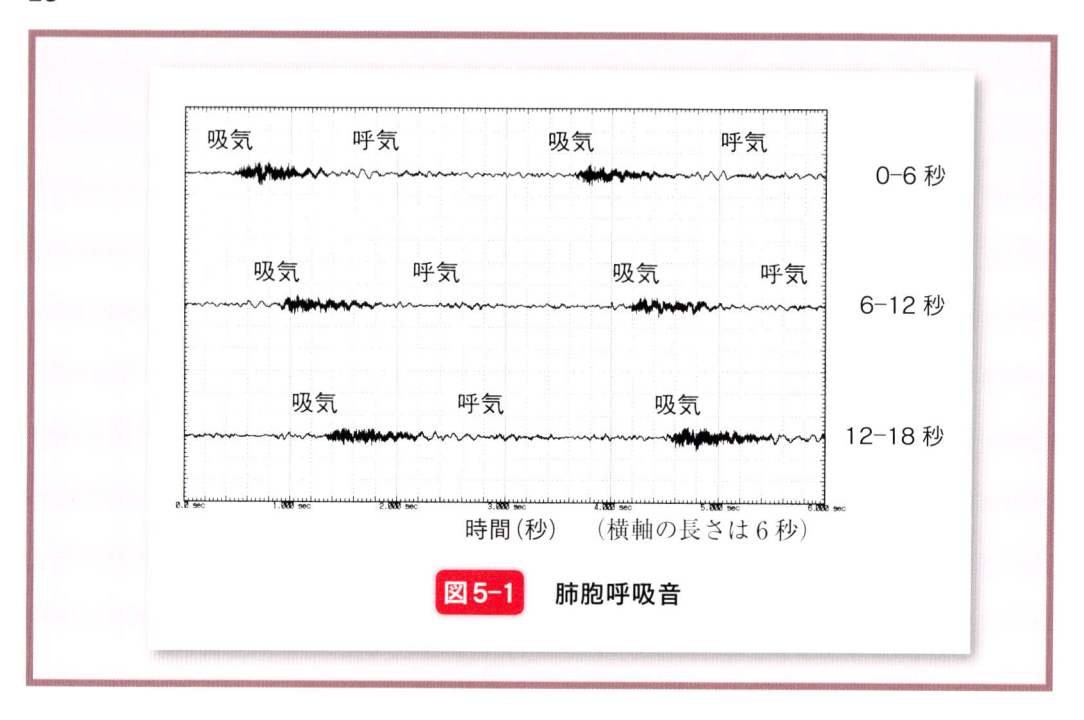

C. 気管支肺胞呼吸音 bronchovesicular breath sounds

　肺胞呼吸音と気管支呼吸音の中間といわれるが，その定義はややあいまいである．胸骨周囲，肺尖部（右＞左），肩甲間部にて聴取される．痩せた人では聴取されやすい．吸気と呼気で呼吸音がほぼ同じ大きさか，吸気で少し大きい．また，持続時間は吸気と呼気でほぼ同じである．肺胞呼吸音が聴取されるべき部位以外で気管支肺胞呼吸音が聴かれる場合は病的と考えられる．

気管支肺胞呼吸音：図5-2

　吸気，呼気ともに肺胞呼吸音より明瞭に聴取できる．吸気と呼気の間にはポーズはない．呼気の呼吸音がやや高くなったように聴取できる．心音がよく聴取される．

図5-2　気管支肺胞呼吸音

心音が周波数の低い振動として周期的に記録されている．肺胞呼吸音に比し，呼気の呼吸音の振幅が明瞭化している．

図5-2 気管支肺胞呼吸音

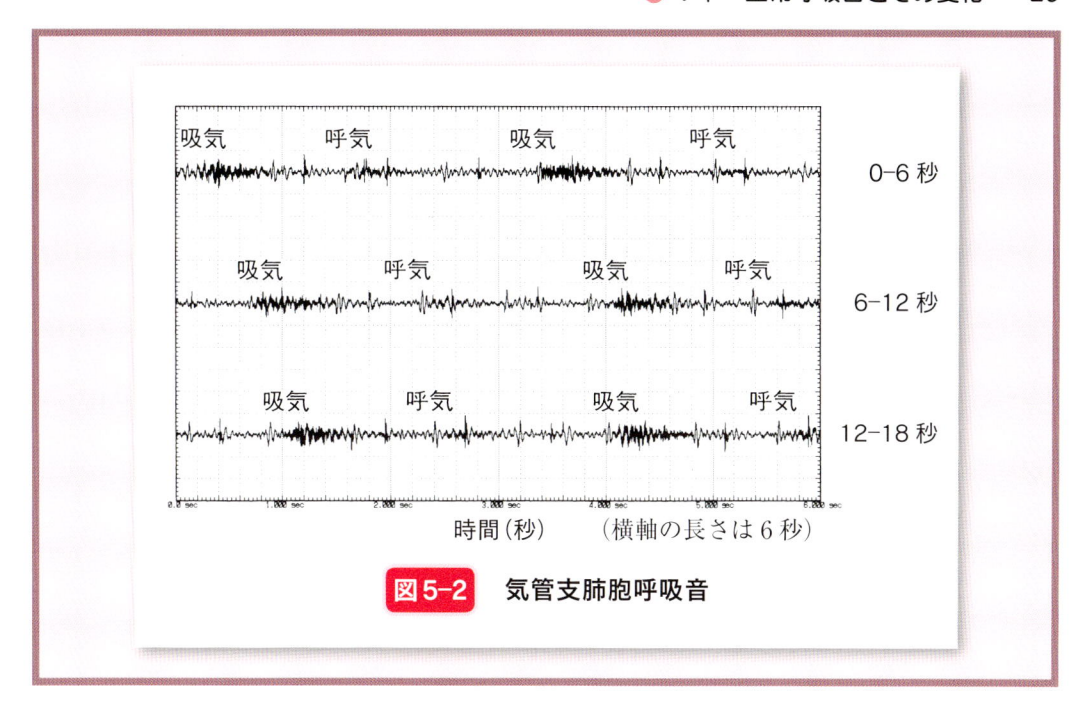

D. 気管呼吸音 tracheal breath sounds

頸部気管上で聴取される，粗い感じの呼吸音である．吸気よりも呼気における音が大きく，吸気と呼気の間に明らかなポーズがある．

CD 3 気管呼吸音：図5-3，5-4

吸気よりも呼気の音のほうが，大きく，粗造である．呼気と吸気の間の切れ目は明瞭である．肺胞呼吸音より高調な音の成分が多い．

図5-3 気管呼吸音

肺胞呼吸音に比較して，大きな音である．頸動脈波を少々認める．呼吸音の強さが菱形を描く．

図5-4 肺胞呼吸音と気管呼吸音の周波数分布

肺胞呼吸音と気管呼吸音を fast Fourier transform (FFT) により周波数分析した．肺胞呼吸音では180 Hz前後でFFTのパワースペクトルが最大となる．500 Hzまで周波数が高くなると，パワーは著しく低下する．これに対し，気管呼吸音では150 Hzから600 Hz前後までの広い周波数範囲である程度スペクトルパワーが保持される．したがって，肺胞呼吸音は低く穏やかに聴こえ，気管呼吸音は粗く，やや白色雑音的に聴こえる．

吸気　呼気　吸気　呼気	0-6 秒
吸気　呼気　吸気　呼気	6-12 秒
吸気　呼気　　　吸気	12-18 秒

時間(秒)　（横軸の長さは6秒）

図5-3　気管呼吸音

肺胞呼吸音　周波数分布

気管呼吸音　周波数分布

図5-4　肺胞呼吸音と気管呼吸音の周波数分布

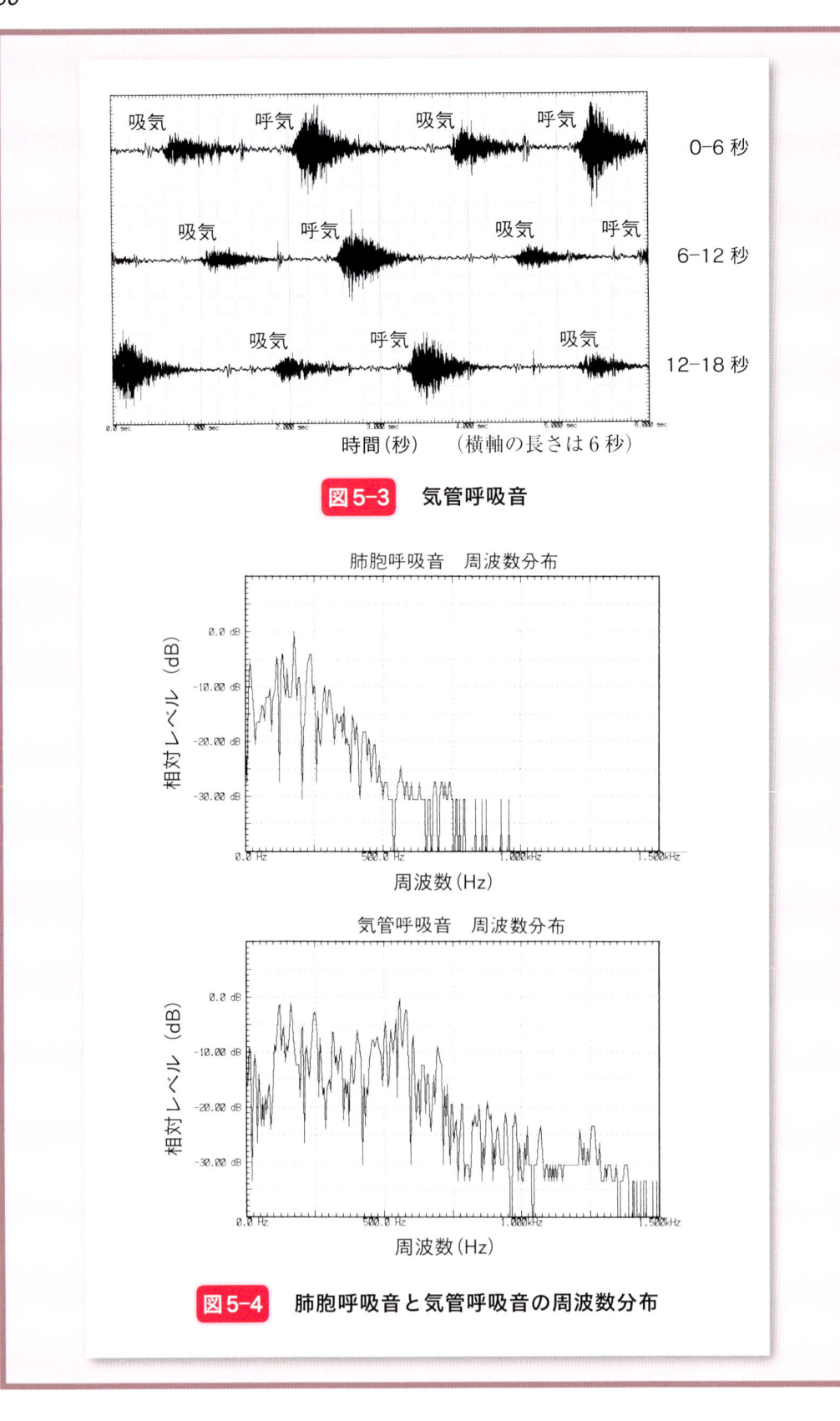

● V章 正常呼吸音とその変化　31

前　　　　　　　　　　　前

後　　　　　　　　　　　後

■ 肺胞呼吸音　　● 気管呼吸音
　　　　　　　　▲ 気管支肺胞呼吸音

図5-5 各呼吸音の聴取部位

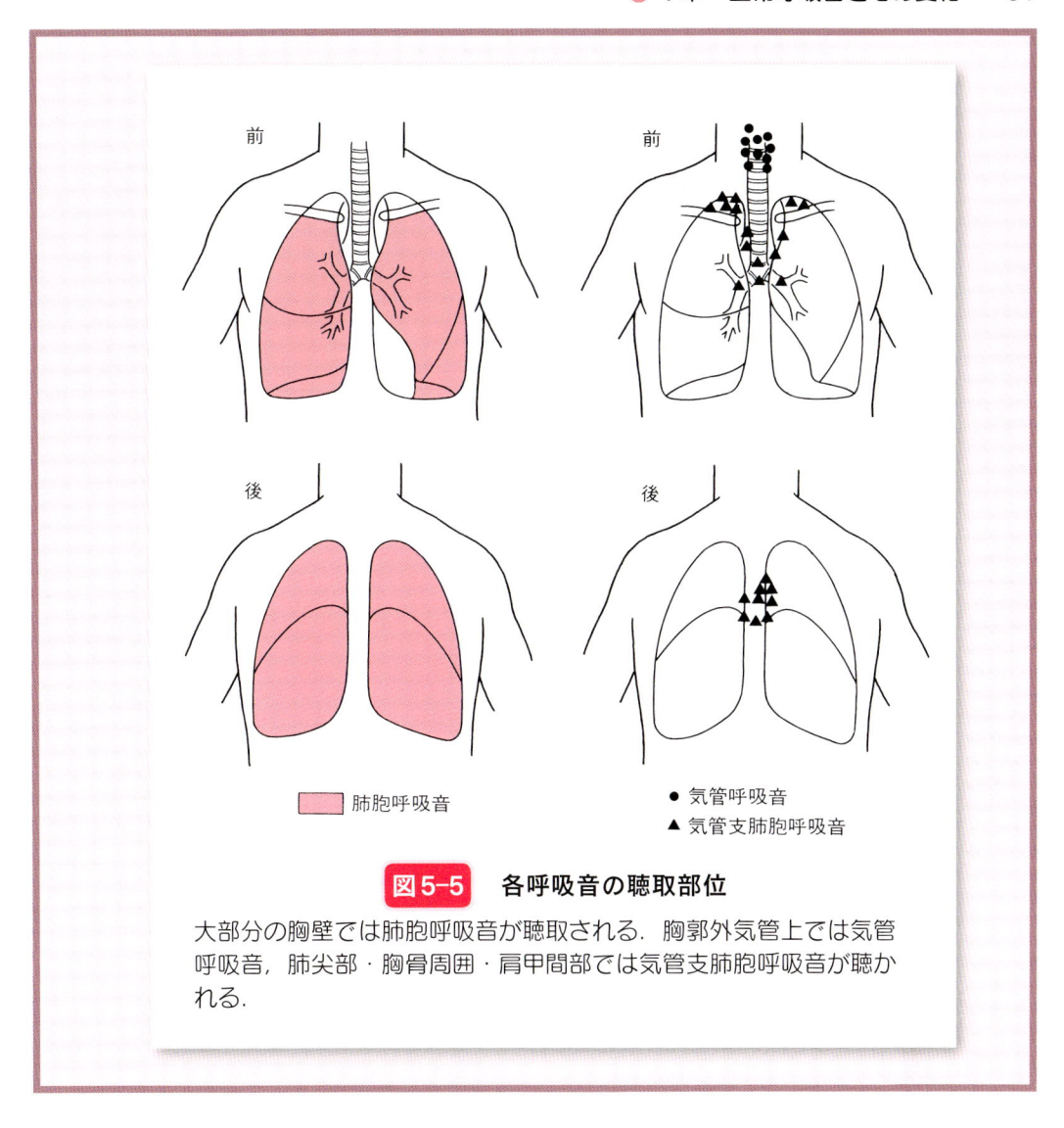

大部分の胸壁では肺胞呼吸音が聴取される．胸郭外気管上では気管呼吸音，肺尖部・胸骨周囲・肩甲間部では気管支肺胞呼吸音が聴かれる．

図5-5に呼吸音の聴取部位を示す．

2 呼吸音の発生機序と部位

A. 肺胞呼吸音

　従来，肺胞レベルで音が発生すると考えられていたので肺胞呼吸音との名称がある．しかし，近年の研究により肺胞で音は発生しないとされている．第15分岐以下の気管支では気流は層流となり，流れによる音は発生しないからである．現在では，比較的太い気管支レベル（2 mm

以上の比較的太い気管支)では気流は乱流あるいは渦流になり得るので，気管から気管支第 15 次分岐程度までの気道で発生した音が胸壁に伝搬し，肺胞呼吸音として聴取されると考えられている[14]．呼気よりも吸気で肺胞呼吸音が明瞭に聴取されるのは，吸気では気流が気管支分岐点で乱流となりやすいからかもしれない．また，呼気の肺胞呼吸音は吸気のそれよりやや中枢側にて発生するとの研究もある．

B．気管および気管支呼吸音

気管や主気管支では気流速度が大きく，乱流成分が多く，粗い音が発生すると考えられる．気管，主気管支近傍でのみ気管および気管支呼吸音として聴取できる．

3　呼吸音と局所換気

肺胞呼吸音が肺胞レベルで生じるわけではない．呼吸音の大きさは，音源における産生およびその伝達に依存する．^{133}Xe ガスによる換気シ

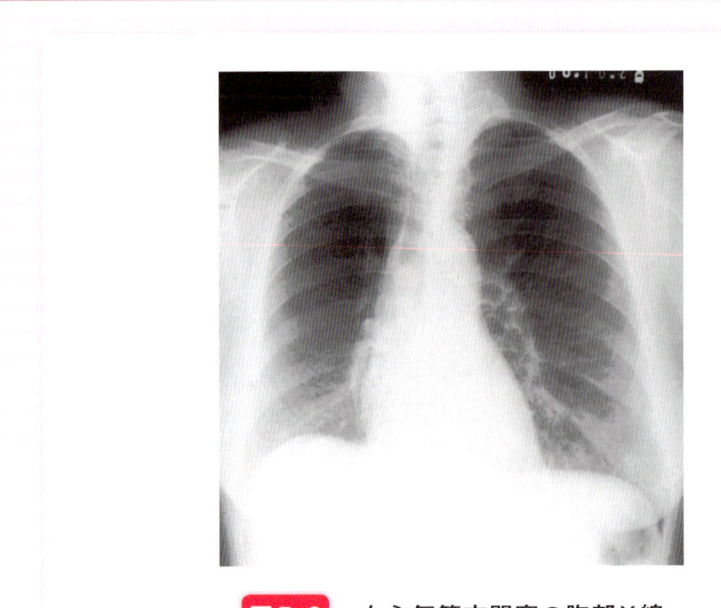

図5-6　右主気管支閉塞の胸部X線
右肺の体積減少，縦隔の偏位を認めるが肺野は正常である．

ンチグラムと呼吸音計測により，健常人では呼吸音の大きさと局所換気量には相関関係があることが明らかにされている．気腫型COPD例では安静換気量がほぼ正常でも，呼吸音がきわめて減弱していることが多い．これは肺密度が低下し，音の伝達が減弱することが関与しているのであろう．しかし，個々の気腫型COPD患者では，局所換気と呼吸音の大きさの間には弱い相関があった．また，気胸，胸水貯留部では換気が存在しないこともあり，呼吸音が減弱している．したがって，臨床的には，呼吸音によりある程度局所換気を評価できると考えてよい．理解しやすい例として，気管支閉塞を挙げる．胸部X線では肺野に異常を認めなかったが（**図5-6**），閉塞側の肺胞呼吸音が明らかに減弱していた（**図5-7**）．

肺胞呼吸音と局所換気：図5-7

正常（健常）側（左）では，代償性に換気量が増加しているため肺胞呼吸音は大きく，明瞭に聴取できる．これに対し，患側（右）では肺胞呼吸音がほとんど聴取されないといってよい．

図5-7 肺胞呼吸音と局所換気

記録部位は左右の肺底部．左肺では換気量が代償性に増大し，肺胞呼吸音が増強している．右肺の肺胞呼吸音は左肺に比べ著しく減弱し，振幅で1/10程度である．

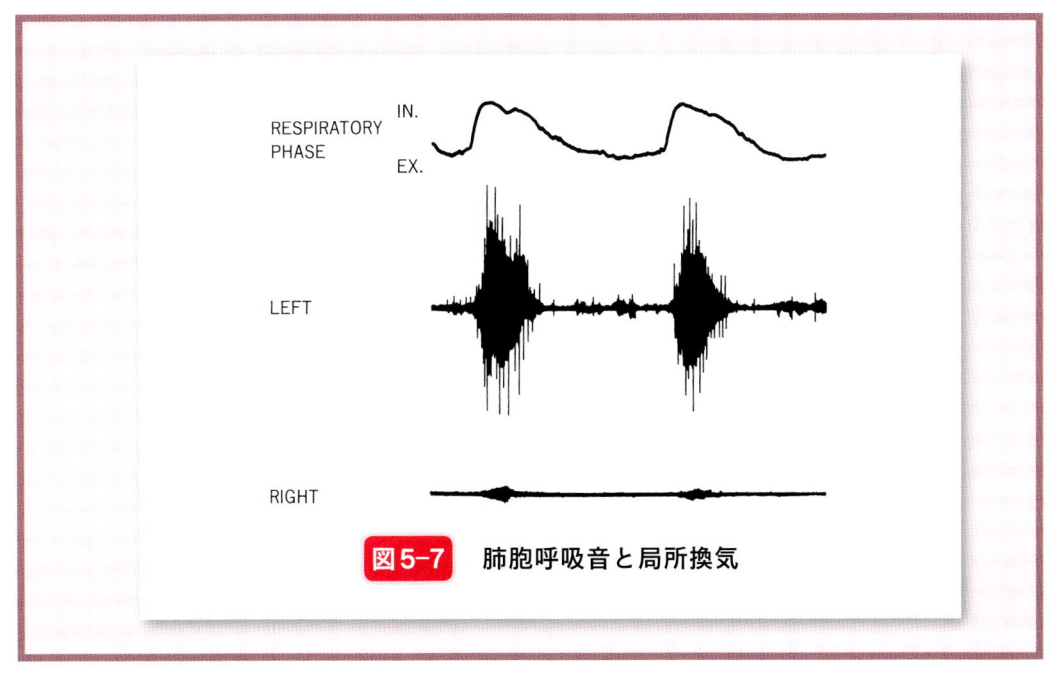

図5-7 肺胞呼吸音と局所換気

4 呼吸音の減弱・増強

表5-1に呼吸音の減弱・増強をまとめる．

表5-1 呼吸音の減弱・増強

呼吸音減弱（消失）	呼吸音増強
局所換気量減少	局所換気量増大
気腫化（気腫型COPDなど）	過呼吸（ヒステリー，過換気症候群，低酸素血症など）
呼吸筋不全（神経筋疾患など）	代償性（主気管支閉塞の対側など）
気道閉塞（腫瘍・異物・無気肺・片肺挿管など）	乱流成分増加
胸膜癒着	気道の部分的狭窄（腫瘍，異物など）
伝達障害	伝達亢進
肺実質密度低下（気腫型COPDなど）	肺実質密度の増加＊
反射（気胸，胸水など）	びまん性（肺うっ血間質性肺炎，肺胞蛋白症）
	局所性（急性肺炎，太い気管支〜胸膜に接する腫瘍，梗塞，無気肺）

＊伝達亢進の場合，音の大きさの増強のみでなく，肺胞呼吸音から気管支呼吸音への音質の変化も伴う．
（松崎道幸ほか：呼吸器病学，中外医学社，1990，p333より一部改変）

VI章　副雑音

　副雑音（adventitious sounds）とは，主に呼吸運動に伴って発生する異常音の総称である．肺内から発生する異常呼吸音であるラ音，肺外から発生する異常音（たとえば胸膜摩擦音）に分類できる．また，肺血管性雑音なども副雑音としてよいであろう．

VI-1 ラ音 pulmonary adventitious sounds

　Laennecは1816年聴診器を発明し，空気が気管支ないし肺組織を移動することに基づき生じる雑音をRâleと記載した．ドイツでもKlemperer診断学以来，Rasselgeräuschとの表記が使用されてきた．このため，わが国では"ラ音"との術語を使用するようになった．基本的には健常者でラ音は出現しない（特殊な場合には健常人でもラ音が出現することがある）．呼吸に伴いbreath sounds以外の肺内で発生する音はすべてラ音となる．胸膜摩擦音など肺外に音源があるものや，呼吸運動と関係のない血管性雑音はラ音には含めない．

1　連続性ラ音 continuous pulmonary adventitious sounds

　ある一定時間以上持続する楽音様のラ音を連続性ラ音という．アメリカ胸部疾患学会（American Thoracic Society：ATS）の提案では250 ms以上持続するものとしている．声や管楽器の音のように，安定して繰り返される振動波形を持つ音が連続性ラ音である．

　発生機序
　気道の一部に狭窄（機能的，器質的，分泌物によるなど）が生じると，その部位で気流速度が増大する．気流と気道壁との何らかの相互作用で振動が発生し，連続性ラ音として聴取されると考えられる．以下は振動

を生じる機序に関する仮説である．

①おもちゃのトランペット説：狭窄した気管支の一部がリードとして振動し，一定の高さの音を発生するとの説[12]．

②渦流による気道壁振動説：弾性管内における渦流と壁の共鳴により生じるとの説[17]．

③気道壁の共振説：気流速度が一定に達したとき，気道壁が羽ばたくように振動するとする説[37]．

連続性ラ音の聴診法の要点

・比較的大きな音であることが多く，音源が単一でも広い範囲の胸壁で聴取できる．

・呼気に多く聴取されるが，吸気にてもしばしば認める（気管支喘息の増悪時など）．吸気のみに聴取される場合には気道の腫瘍などによる狭窄も鑑別に含める．

・頸部での聴診．多くの連続性ラ音は頸部まで伝搬するので頸部気管の聴診は連続性ラ音のスクリーニングによい．

・努力呼出下での聴診．安静換気下で聴取できない場合でも，努力呼出時には連続性ラ音をしばしば認める．健常人では努力呼出にても連続性ラ音は出現しない．

・連続性ラ音が単音性（monophonic）の場合，気管・気管支の器質的狭窄なども鑑別疾患に含める．

A. 低音性連続性ラ音 rhonchus（複数形 rhonchi，類鼾音）

250 ms 以上持続する低い音の，楽音様のラ音である．ATS では 200 Hz 以下の低調な音を rhonchus としている．rhonchus とはギリシャ語で"いびき"を意味する．発生部位は比較的太い気管支である．

聴取される疾患：気管支喘息，COPD，気管支拡張症，喀痰貯留，気管・気管支狭窄，心不全など．

1）気管支喘息の低音性連続性ラ音 rhonchus

多音性（polyphonic）の低音性連続性ラ音が気管支喘息でよく聴かれる．

CD 5 気管支喘息の低音性連続性ラ音 rhonchus：図6-1

吸気とともに，大きめの低音性連続性ラ音（rhonchus, 類鼾音）が出現する．呼気には小さめの連続性ラ音が出現し，途中で音の高さが変わって約1秒間持続する．全体として，多種類の連続性ラ音が聴取される．すなわち，多音性（polyphonic）の連続性ラ音である．

図6-1 気管支喘息の低音性連続性ラ音 rhonchus

吸気における連続性ラ音は立上がりの部分とそれに続く振動とが別れているようにみえる．呼気では吸気より振幅の小さなラ音が出現し，300〜400 ms後に別の振動波形に移行してゆく．

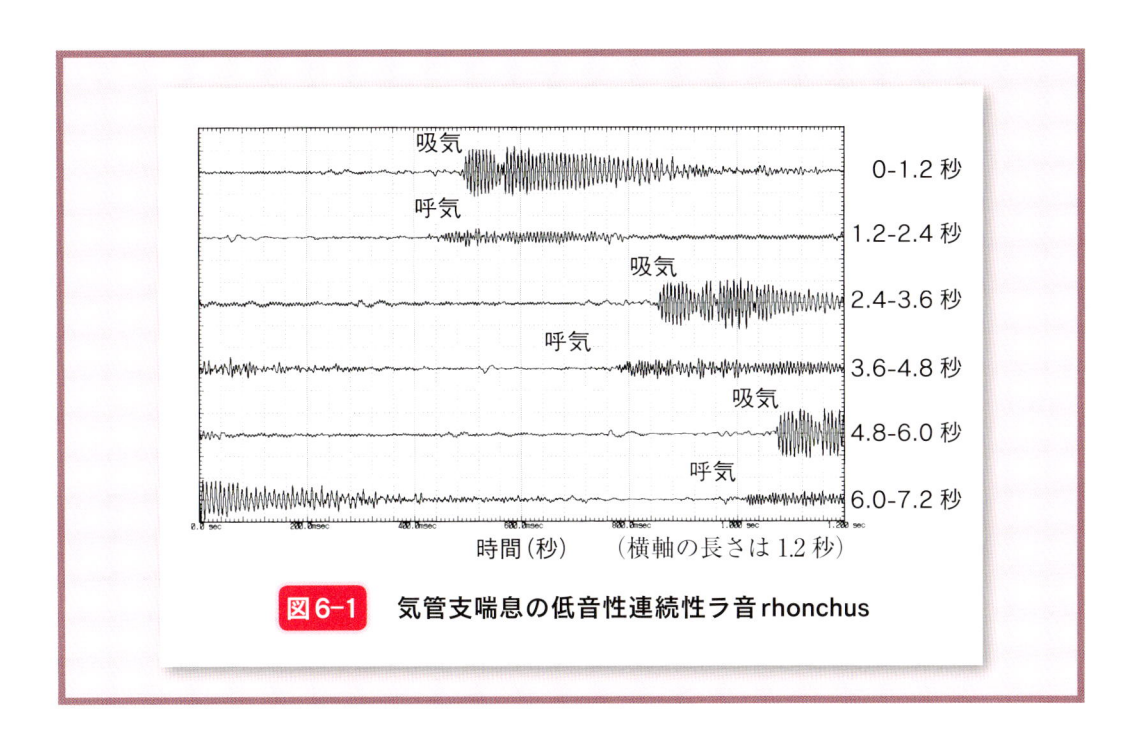

図6-1 気管支喘息の低音性連続性ラ音 rhonchus

2) 喀痰量が多い喘息の低音性連続性ラ音 rhonchus

喀痰貯留があるため断続性ラ音も吸気時に聴取される．多音性（polyphonic）の連続性ラ音である．

気管支喘息の低音性連続性ラ音 rhonchus：図6-2

吸気の連続性ラ音は rhonchus の中でも低い音である．呼気の連続性ラ音は，呼気の後半に向けだんだん音の高さが上昇している．また，呼気の延長を認める．（ただし，呼気の連続性ラ音は呼気終末につれて音が低くなることが多い．）

図6-2 気管支喘息の低音性連続性ラ音 rhonchus

吸気の連続性ラ音は振幅が大きく，波形も不安定な形を取っている．呼気の連続音性ラ音は持続時間が長く，波形が経時的に変化している．また，ラ音なかばからそれ自身とは異なった高い周波数の振動が出現する．音源が複数存在するために，振動波形が異なるのである．周波数分析により連続性ラ音が倍音構造をしていることがわかる．

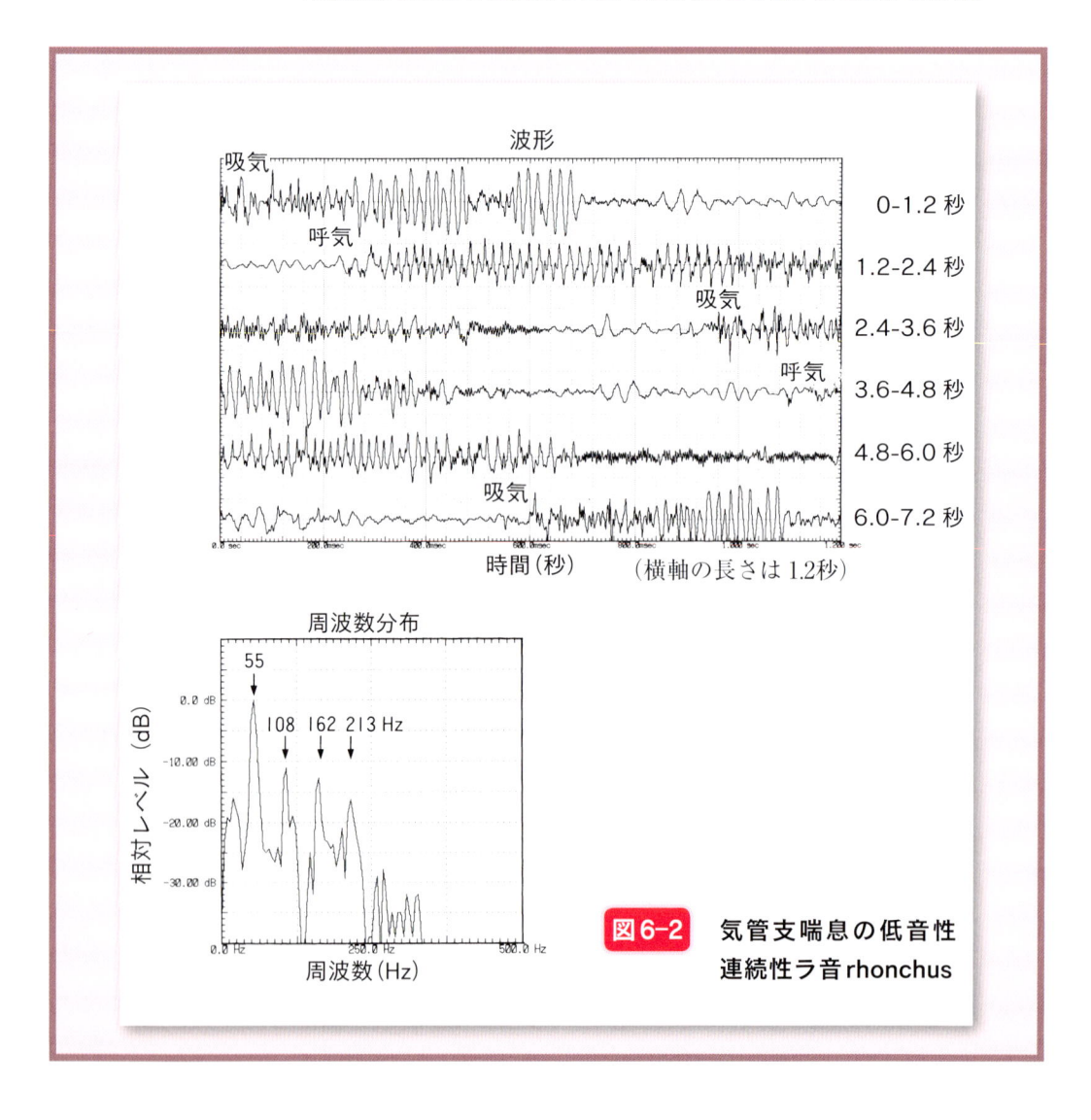

図6-2 気管支喘息の低音性連続性ラ音 rhonchus

3) 主気管支狭窄の低音性連続性ラ音 rhonchus

多音性（polyphonic）ではなく単音性（monophonic）の音として，聴取されることに注意してほしい．患者は呼吸困難，連続性ラ音を呈したため，長期間，気管支喘息との診断のもとに気管支拡張薬を処方されていた．しかし，症状は徐々に増悪した．monophonic な連続性ラ音が繰り返し聴取されるならば，気管支喘息などに加えて気道狭窄を疑う必要がある[43]．

CD 7　気管支狭窄の低音性連続性ラ音 rhonchus：図6-3

大きな音の低音性連続性ラ音（rhonchus，類鼾音）が呼気で聴かれ，単音性（monophonic）である．ラ音の始まりは周波数がやや高く（200 Hz），終りになるにつれ低い音（120 Hz）になっていく．また，呼気延長が著しい．

図6-3　主気管支狭窄の低音性連続性ラ音 rhonchus

連続性ラ音の立上がり部分では周波数が高く，振幅は約 0.2 秒で最大となる．ラ音が続くにつれ，振幅が小さくなり振動波形の間隔が徐々に拡がってゆく．

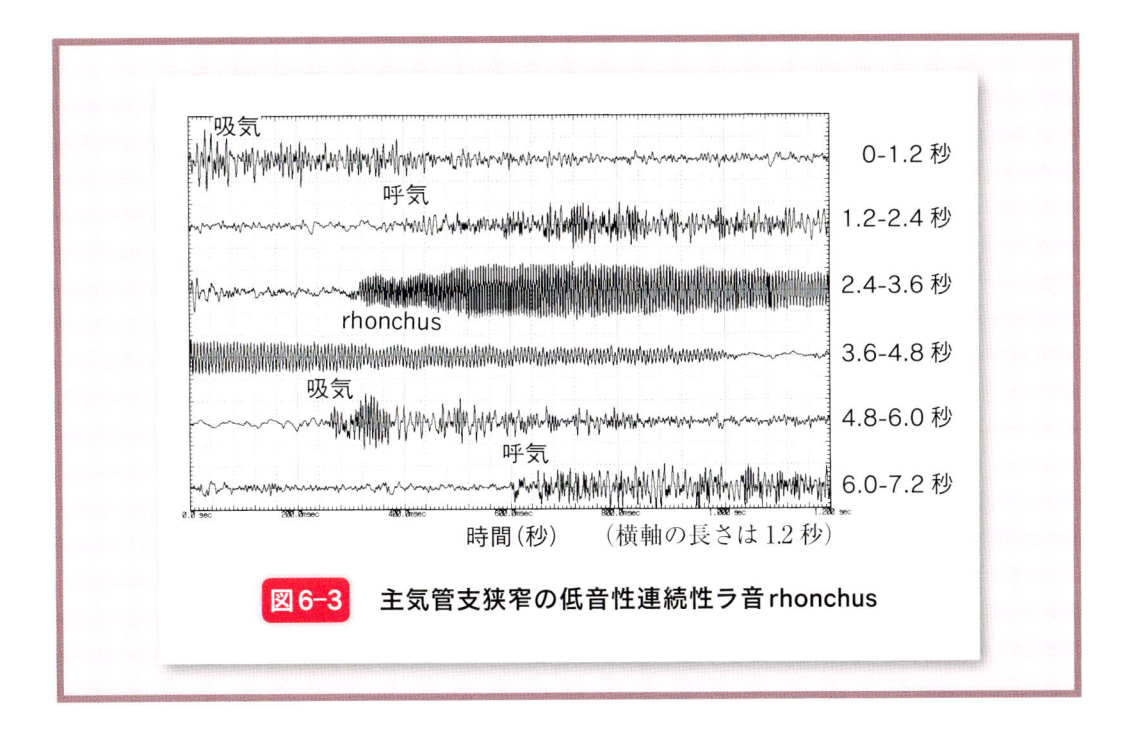

図6-3　主気管支狭窄の低音性連続性ラ音 rhonchus

B. 高音性連続性ラ音 wheeze（笛声音）

　ATSでは400 Hz以上の高い音の連続性ラ音をwheezeと規定しており，発生部位は細い気管支であると推定される．気管支喘息では広範な気道狭窄状態にあるのでwheezeはしばしば認められる．ただ，筆者らの経験やわが国における研究[7]から，300 Hz前後の周波数の連続性ラ音から高音性として感じるように思われる．wheezeが認められれば気管支喘息が強く疑われる[30]．

1）気管支喘息の高音性連続性ラ音 wheeze

CD 8

気管支喘息の高音性連続性ラ音 wheeze：図6-4

　呼気開始後しばらくして，比較的持続時間の長い，高音性連続性ラ音（wheeze，笛声音）を聴取する．呼気後半になると大きくなる傾向を認める．

図6-4 気管支喘息の高音性連続性ラ音 wheeze

呼気終末に明らかに周波数の高い連続性ラ音が認められる（rhonchusに比し，振幅の間隔がつまっている）．周波数分析では約280 Hzにやや幅の広いFFTパワースペクトルのピークを認める．

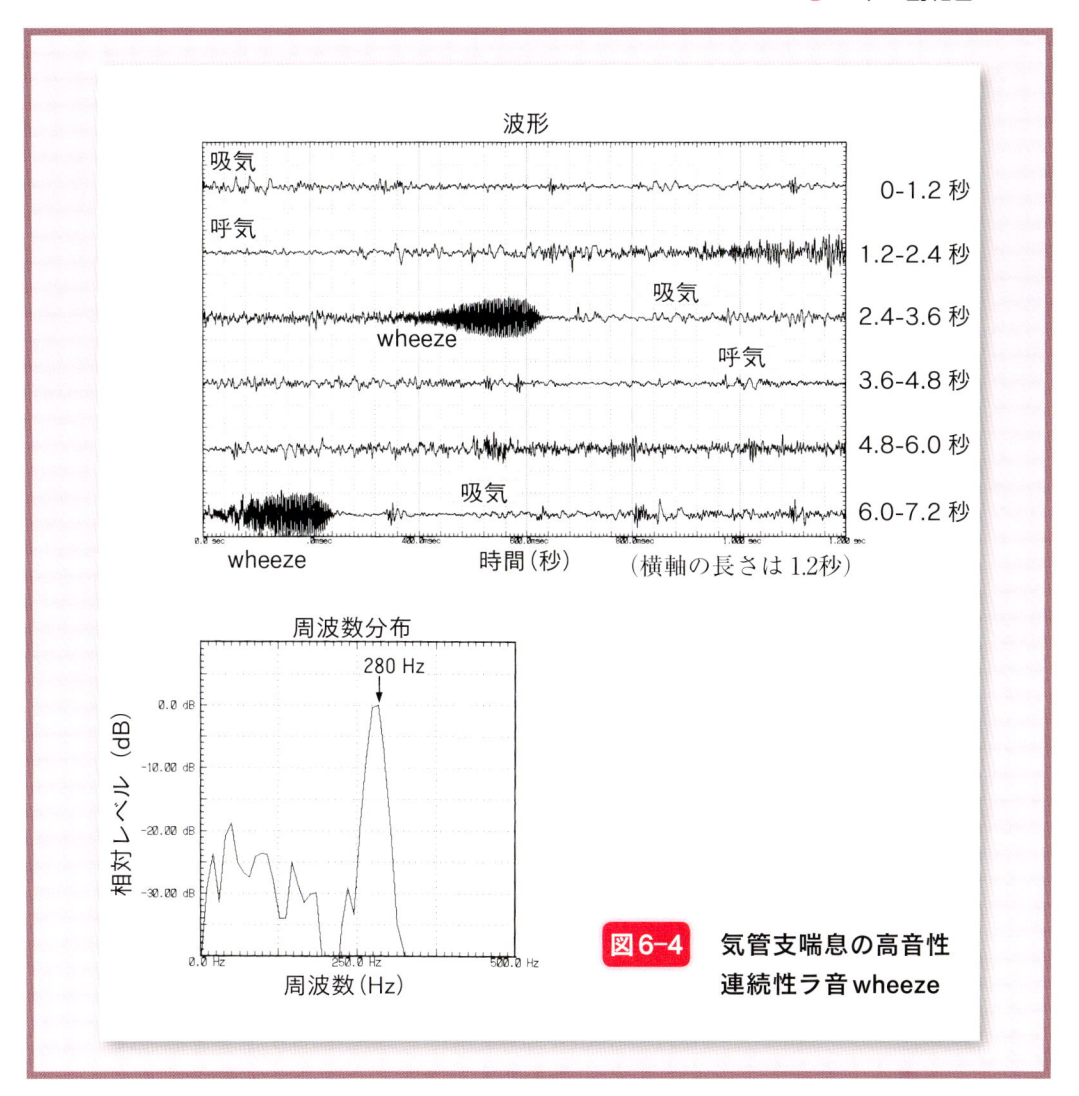

図6-4 気管支喘息の高音性連続性ラ音 wheeze

2) 気管支喘息（発作中）の高音性および低音性連続性ラ音 wheeze ＋ rhonchus

> **CD 9** 気管支喘息の高音性および低音性連続性ラ音 wheeze ＋ rhonchus：図6-5

吸気・呼気全相において連続性ラ音がきわめて多音性（polyphonic）に出現している．いかにも呼吸が苦しいといった感じの呼吸音である．患者は安静時でも呼吸困難を訴える．吸気に高音性，呼気には高音性と低音性連続性ラ音が出現している．wheezeの周波数が前例より高いのは気道狭窄がより細い気管支までおよんでいるためであろう．

図6-5 気管支喘息の高音性および低音性連続性ラ音 wheeze ＋ rhonchus

波形では吸気・呼気ともに連続性ラ音の振動が出現している．吸気終末部の音は高く，呼気には数種類の低音性連続性ラ音（rhonchus, 類鼾音）が認められる．呼吸ごとにその振動波形は異なっている．
周波数分布では吸気終末に認めた高音性連続性ラ音（wheeze, 笛声音）に571 HzのFFTスペクトルピークを認める．また，呼気の連続性ラ音は多峰性のピークを認め，171 Hzと347 Hz, 288 Hzと575 Hzのピークが倍音を構成しており，その他405 Hz, 645 Hzにもピークが出現する．polyphonicな所見となっている．

波形

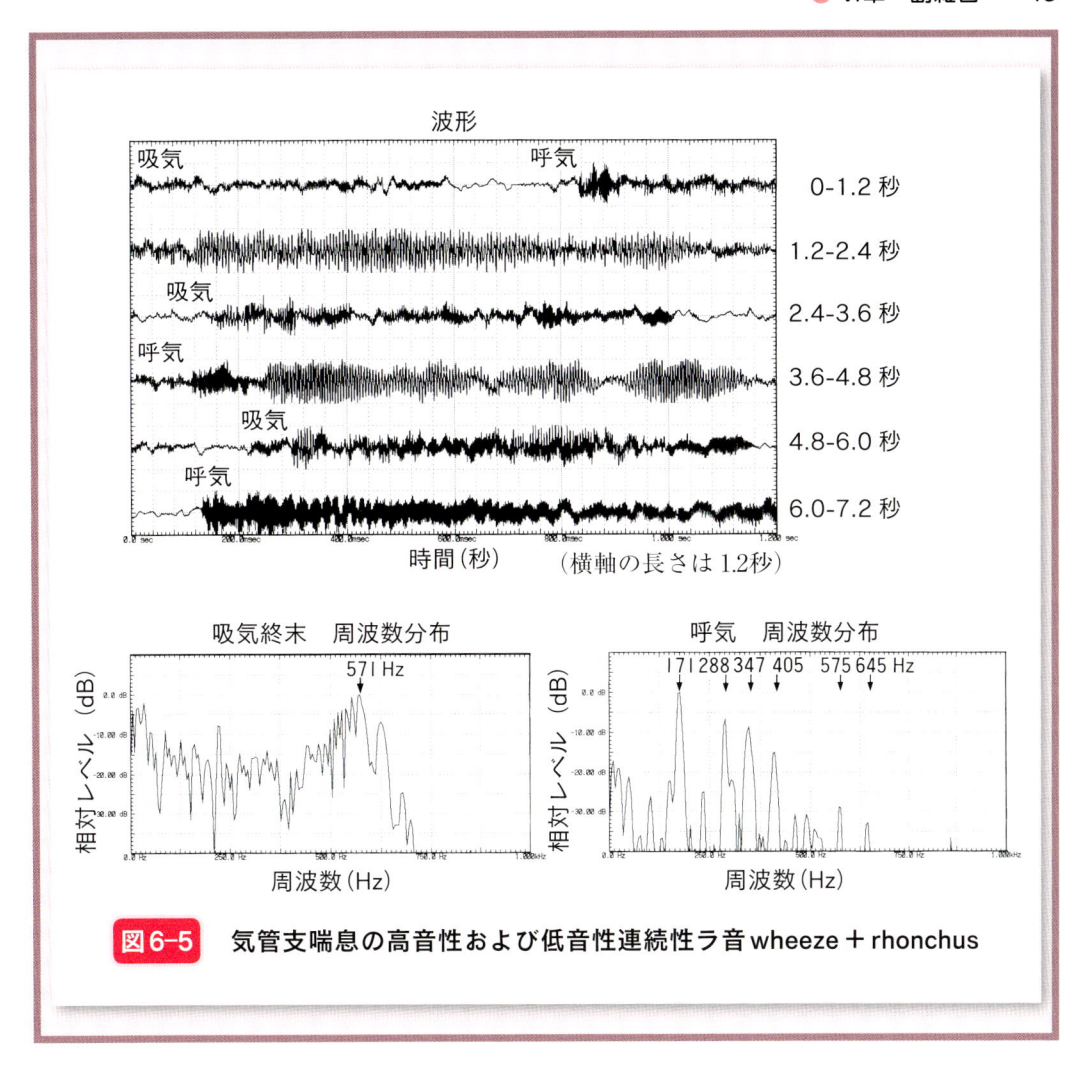

吸気　　　　　　　　　呼気	0-1.2 秒
	1.2-2.4 秒
吸気	2.4-3.6 秒
呼気	3.6-4.8 秒
吸気	4.8-6.0 秒
呼気	6.0-7.2 秒

時間(秒)　　（横軸の長さは1.2秒）

吸気終末　周波数分布　　　　　　　呼気　周波数分布
571 Hz　　　　　　　　　　171 288 347 405 575 645 Hz

相対レベル (dB)　周波数(Hz)　　　　相対レベル (dB)　周波数(Hz)

図6-5　気管支喘息の高音性および低音性連続性ラ音 wheeze ＋ rhonchus

3）気管支狭窄による高音性連続性ラ音 wheeze

気管支喘息以外でも，気管支狭窄により高音性連続性ラ音が出現することがある．

CD 10　気管支狭窄の高音性連続性ラ音 wheeze：図6-6

音は小さいが，非常に高い連続性ラ音が聴取される．前出の気管支喘息と異なり，単調な音，すなわち単音性（monophonic）の連続性ラ音である．

図6-6　気管支狭窄の高音性連続性ラ音 wheeze

呼気の半分以上をしめる連続性ラ音を認め，その振動数は高い．FFTによる周波数分析では，940 Hz に単一の鋭いスペクトルピークを認める．なお，増幅器のゲインを大きくして録音しているため，連続性ラ音の持続中にいくつかのノイズ（N）が出現している．

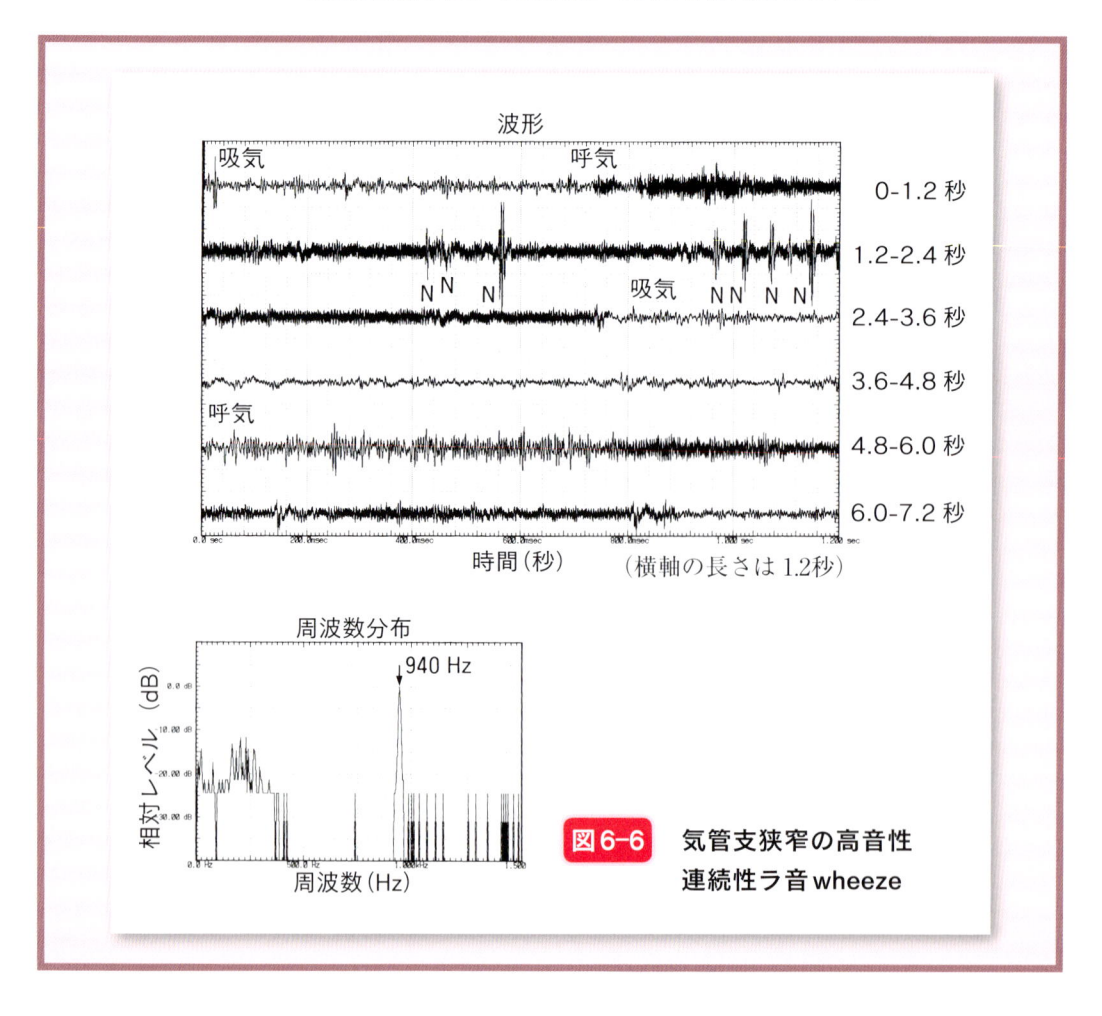

図6-6　気管支狭窄の高音性連続性ラ音 wheeze

C. スクウォーク squawk

スクウォークは吸気性の連続性ラ音で，持続時間が短く100 ms前後である．squawkに対するわが国の術語は定まっていない．また，inspiratory wheeze, short wheeze, squeakとも呼ばれている．crackleの出現に引続いて認められることが多いので，吸気により細い気管支が再開放するときに，気管支壁が短時間共振し発生すると考えられている．過敏性肺臓炎，Wegener肉芽腫症，気管支拡張症，細気管支炎，肺線維症/特発性間質性肺炎，関節リウマチによる肺病変，石綿肺などで聴取されることがある．

スクウォーク squawk：図6-7

気管支拡張症で聴かれたスクウォークである．吸気においていくつかの断続性ラ音が出現した後，短く"キュー"という感じの連続性ラ音が聴取される．複数の異なったスクウォークが聴かれる．

図6-7 スクウォーク squawk

断続性ラ音（C）に引続いて，やや高調な連続性ラ音が出現する．このラ音の後半部にみられる大きな不規則な振動は，断続性ラ音の重なりかと考えられる．周波数分析では高音性の連続性ラ音であることがわかる．

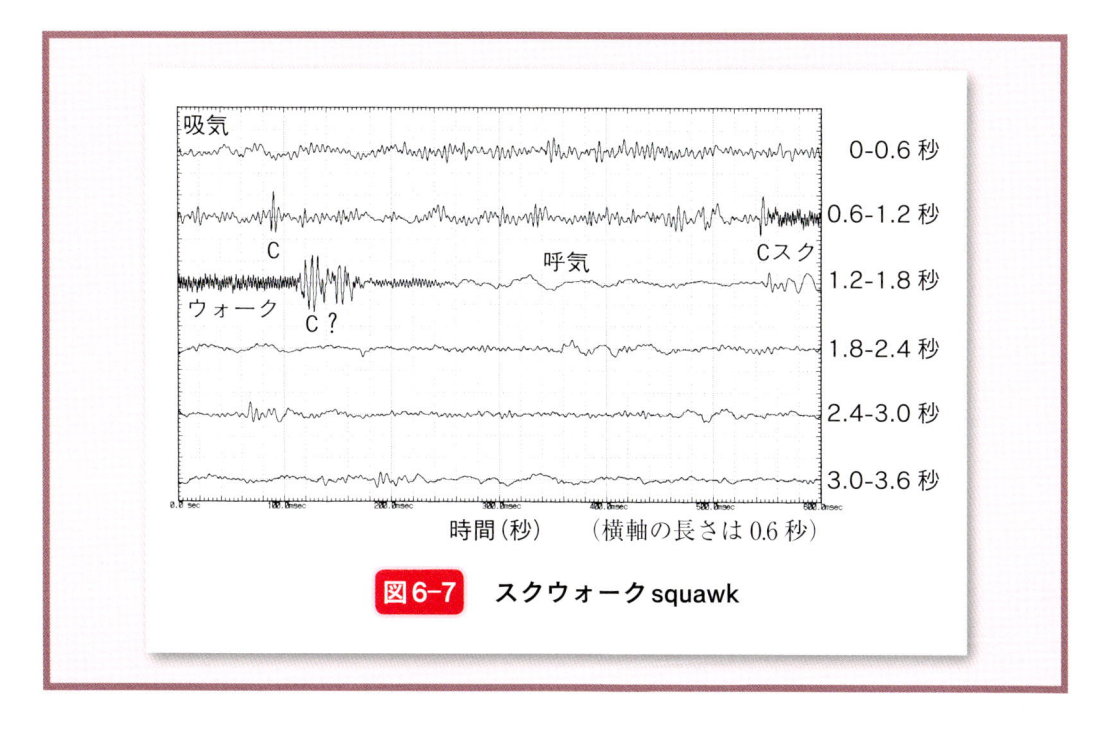

図6-7 スクウォーク squawk

2 断続性ラ音 discontinuous pulmonary adventitious sounds

　持続時間の短い不連続なラ音が断続性ラ音である．何かが破裂，爆発するような，非楽音様の音である．また，crackle（クラックル）とも呼ばれ，fine crackle（捻髪音）とcoarse crackle（水泡音）に分類される．

A. 細かい断続性ラ音 fine crackle（捻髪音）

　ATSでは細かい，音の小さい，周波数の高い断続性ラ音としている．吸気に聴かれ，その後半に多数のラ音が出現する．持続時間は5 ms以下のことが多い．呼気時に閉塞した細い気道が，吸気により再開放することが音源となる．直接的発生機序として，①閉塞部位前後の気道内圧較差が突然に解消し，気道内で共鳴する[27]，②閉塞時に変形していた気道の形が元に戻る振動が肺実質を伝搬しラ音として聴取される（応力緩和四極理論）[15]とする説などがある．

　わが国では"Velcroラ音"がよく使用されてきたが，欧米ではほとんど用いられていない．ベルクロは血圧計のマジックバンドを製造している会社名であるので，医学用語として望ましいとは思われない．

　息ごらえさせた後の深呼吸により，まれに健常人でも聴取されることがある．肺線維症/特発性間質性肺炎，石綿肺，膠原病肺，過敏性肺臓炎，サルコイドーシス，薬剤性肺臓炎，放射線性肺臓炎などの間質性肺疾患，軽度心不全，肺水腫初期，肺炎初期，パラコート肺などで聴取される．しかし，間質性肺疾患でも好酸球性肺炎はほとんど細かい断続音を認めない．

　聴診法の要点
・両側下肺野，特に背側肺底部に多く出現する．
・深呼吸をさせるとラ音は多数出現する．深呼吸を繰り返すと再びラ音が少なくなる．
・微妙な症例には呼気にてしばらく息ごらえをさせた後，深吸気をさせる．ラ音数は最初の深吸気で多くなることを経験する．この場合も数呼吸でラ音の数が減少する．
・最近開発されたステレオ聴診器では，吸気が進むにつれ肺底部へ

向って音源が移動してゆくのがわかるときがある．

1）肺線維症の細かい断続性ラ音 fine crackle

　肺線維症／特発性間質性肺炎の診断基準に，乾性咳嗽，息切れ，ばち状指，細かい断続性ラ音（fine crackle，捻髪音）が挙げられる．このラ音は肺線維症にはほぼ必発であり，診断に重要な所見となる．この症例の胸部X線では線状陰影を認める．線維化が完成しており，Gaの肺野への取込は陰性である（図6-8）．

CD 12 肺線維症の細かい断続性ラ音 fine crackle

　呼吸困難のため換気量が増大し，肺胞呼吸音が大きく聴こえる．呼吸音が小さくなり始めた吸気後半に断続性ラ音がかたまって聴取される．はじけるような，耳に近く感じるバリバリとした音である．呼吸のたびにラ音の個数は変化する．呼気では断続性ラ音は出現していない．

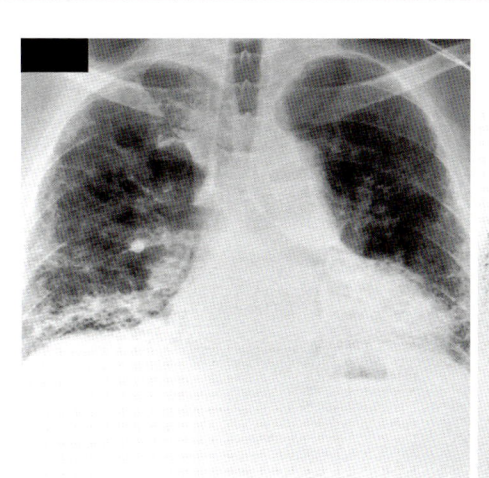

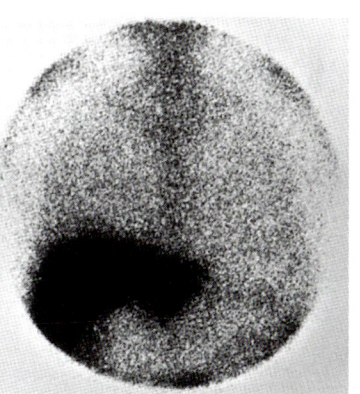

図6-8 肺線維症の胸部X線，Gaシンチグラム

肺野の線状・網状陰影，含気低下，一部蜂巣肺を認める．Gaシンチグラムではほとんど取込みがなく，炎症の活動性は低い．すなわち，進行した肺線維症である．

2）肺線維症/特発性間質性肺炎の細かい断続性ラ音 fine crackle

CD 13 肺線維症の細かい断続性ラ音 fine crackle：図6-9

　肺胞呼吸音が大きく，多呼吸（約40回/分）である．吸気後半に明瞭に聴取される細かい断続性ラ音（捻髪音）が比較的多く認められる．はじけるようなパリパリした硬い感じの音である．前例よりも肺の線維化は軽度なため，より細かい音になっている．呼気にても断続性ラ音が少量聴取される．これは胸膜摩擦音と思われる．ただし，最近呼気性の細かい断続性ラ音があるとも報告されているので断定はできない[42]．

図6-9 肺線維症の細かい断続性ラ音 fine crackle

吸気の肺胞呼吸音の振動が明瞭に認められる．吸気後半から断続性ラ音（C）が多数出現している．呼気の中間より後半にかけても断続性ラ音が少量聴取されるが，図では呼気のラ音は判然としない．

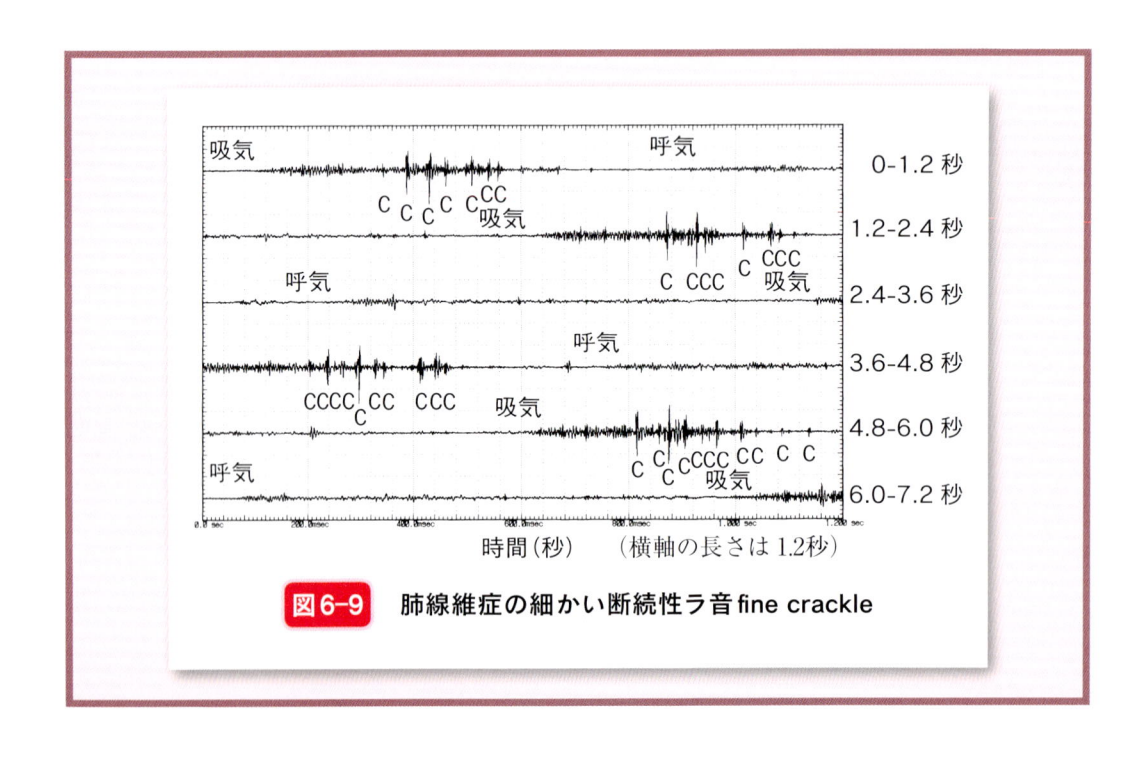

図6-9 肺線維症の細かい断続性ラ音 fine crackle

3) 過敏性肺臓炎の細かい断続性ラ音 fine crackle

胸部X線はほとんど正常である．しかし，Gaシンチグラムでは肺野への取込が著明であり，活動性病変の存在は明らかである（figure 6-10）．

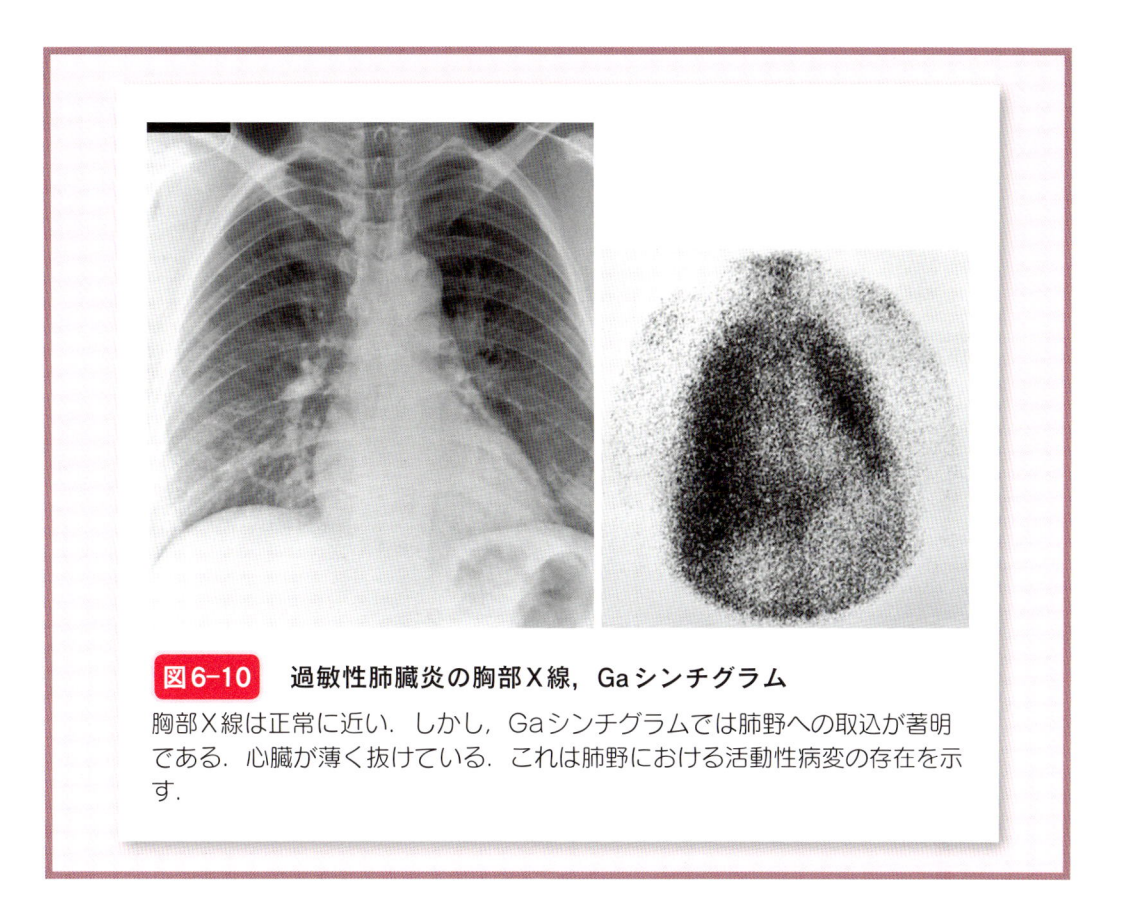

図6-10 過敏性肺臓炎の胸部X線，Gaシンチグラム

胸部X線は正常に近い．しかし，Gaシンチグラムでは肺野への取込が著明である．心臓が薄く抜けている．これは肺野における活動性病変の存在を示す．

CD 14 過敏性肺臓炎の細かい断続性ラ音 fine crackle：図6-11

ゆっくり大きな呼吸をさせているので，ラ音が多数聴取される．間質性病変の初期，線維化が進行していない病期の，非常に細かい音である．チリチリと持続時間の短い音が多数出現する．髪を耳元で捻る音に類似している．

図6-11 過敏性肺臓炎の細かい断続性ラ音 fine crackle

安静呼吸の後に大きく深呼吸させ，細かい断続性ラ音（fine crackle，捻髪音）がきわめて多数出現した部分である．次の吸気には吸気前半のラ音は認められず，後半にラ音が出現するパターンに復している．

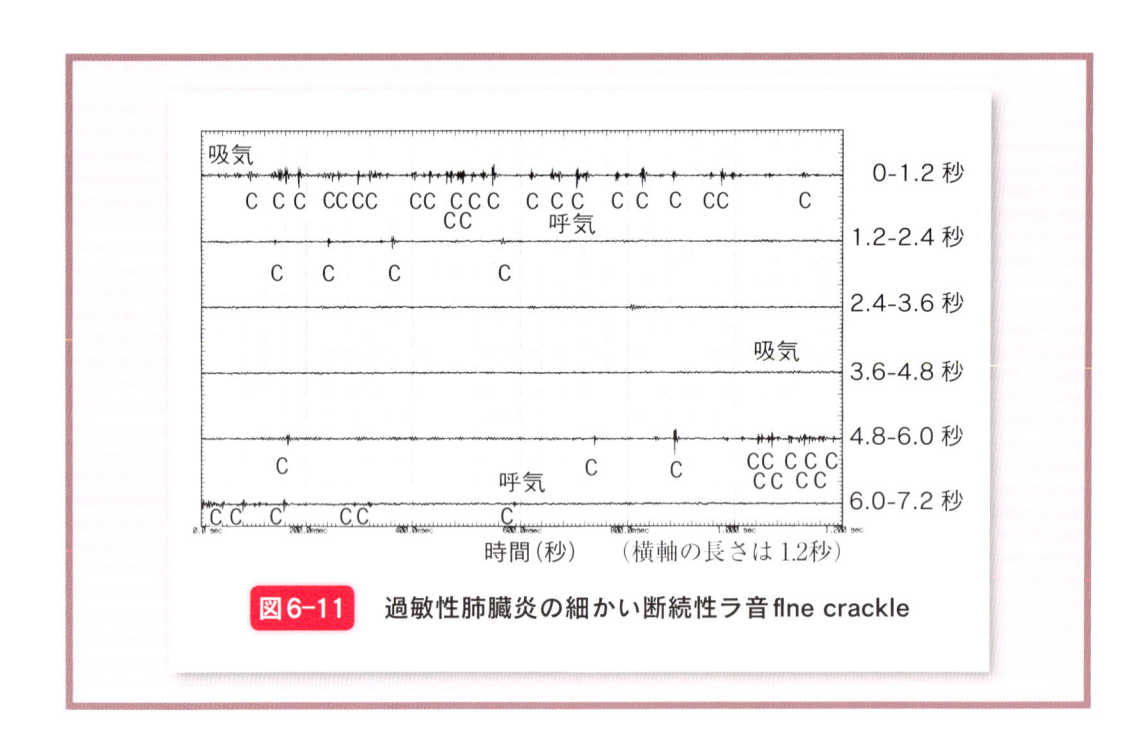

図6-11 過敏性肺臓炎の細かい断続性ラ音 fine crackle

4) 比較的大きな音の細かい断続性ラ音 fine crackle

時に細かい断続性ラ音（fine crackle，捻髪音）でも大きな音として聴取されることがある．肺線維化を初発症状とした関節リウマチの症例である．

CD 15　関節リウマチの細かい断続性ラ音 fine crackle：図6-12

吸気初期よりバリバリした感じの比較的大きな音の細かい断続性ラ音が多数聴取される．弾けるようで硬い感じの音であり，しかも耳に近く感じることは共通である．

図6-12　関節リウマチの細かい断続性ラ音 fine crackle

吸気の比較的早期より出現し始める，断続性ラ音（C）を多数認めている．前2つの呼吸音図よりも，波形の振幅を1/5に減衰させているので，大きな音のラ音であることがわかる．一部には，さらに振幅の大きいラ音（**C**）が存在する．

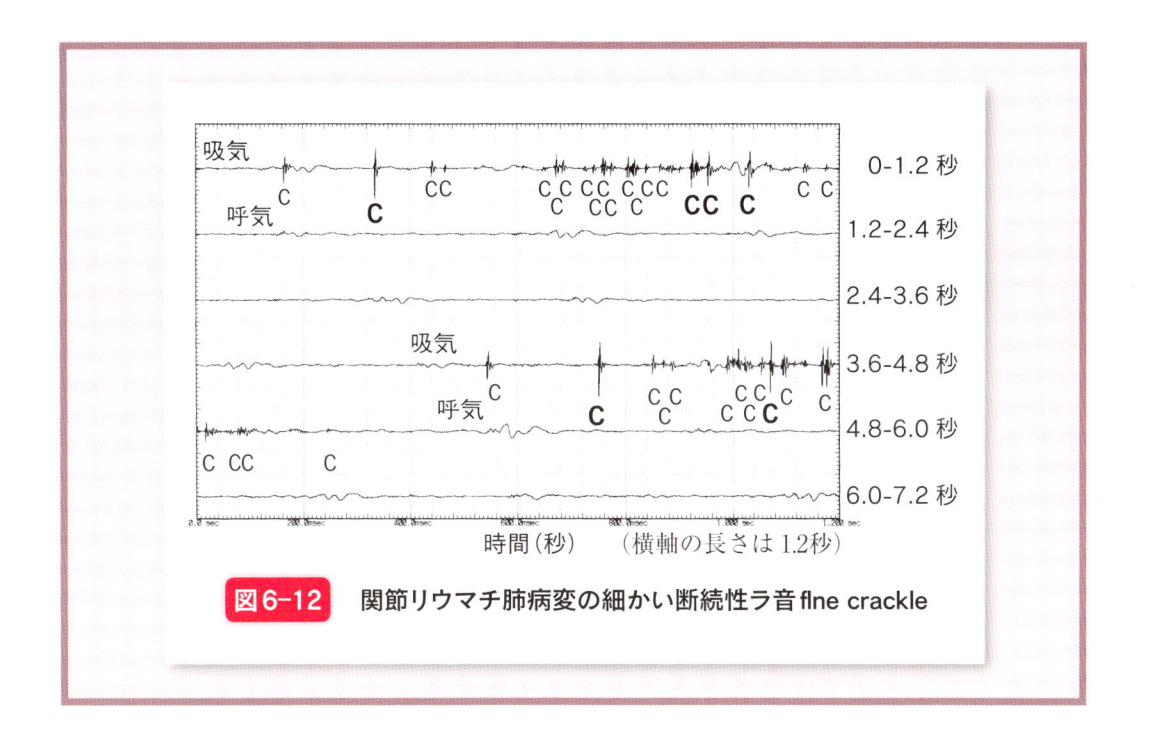

図6-12　関節リウマチ肺病変の細かい断続性ラ音 fine crackle

5) 心不全の細かい断続性ラ音 fine crackle

　心不全や，これに伴う肺水腫の初期でも細かい断続性ラ音（fine crackle，捻髪音）が出現する．肺水分量が増加や静脈コンプライアンス低下により，細い気道が虚脱しやすくなったためラ音が発生する．また，両下肢挙上により誘発される fine crackle である"体位誘発性ラ音"の存在が知られている[39]．これは心疾患患者において潜在的心不全・肺うっ血を示唆すると報告されている．

CD 16　心不全の細かい断続性ラ音 fine crackle

　深呼吸を繰り返させて呼吸音を記録している．やや大きい肺胞呼吸音に続いて細かい断続性ラ音が中等度出現する．ラ音は細かく耳につく感じで，チリチリ，パリパリと聴こえる．

　[注] 間質性肺疾患の病期と細かい断続性ラ音（fine crackle，捻髪音）の関連
　初期は非常に細かく小さな断続性ラ音として聴こえ，ラ音数が少ない．病期が進行するにつれ，ラ音が増加する．また，ラ音ひとつひとつがやや大きく聴こえるようになる．さらに，末期で線維化が進行するとラ音が減少し，バリバリした感じの断続性ラ音となる．

B. 粗い断続性ラ音 coarse crackle（水泡音）

　ブツブツと粗い感じのする，音の大きな，周波数の低い断続性ラ音である．細かい断続性ラ音に比べ持続時間は長い（10 ms 程度あるいはそれ以上）．気管支壁に張った液体膜が呼吸運動により破裂することで発生すると考えられている．吸気だけではなく，呼気にも聴取されることにもこの仮説は矛盾しない．細かい断続性ラ音（fine crackle，捻髪音）と異なり，健常人では聴取されることはない．気管支拡張症，肺炎，COPD感染時，心不全，進行した肺水腫などで聴取される．

　聴診法の要点
　・疾患区域に隣接する胸壁上で聴取される．呼吸を大きくさせてもラ音の数はあまり変化しない．
　・咳をするとラ音数，聴取される部位が移動する場合もあるが，多くは各呼吸ごとでラ音の個数，出現するタイミングに再現性がある．
　・口元でこのラ音を聴取することができる．

1) 慢性副鼻腔炎を伴う気管支拡張症の粗い断続性ラ音 coarse crackle

気管支拡張症では気道内に分泌物が貯留し，粗い断続性ラ音（coarse crackle，水泡音）の音源となっていると考えられる．

CD 17 気管支拡張症の粗い断続性ラ音 coarse crackle：図6-13

ほぼ吸気全相にわたり，粗い断続性ラ音（coarse crackle，水泡音）が均等に出現している．これは細かい断続性ラ音に較べて低く，柔らかい感じのする音である．呼気にも音の小さい，ややパリパリした断続性ラ音を認める．

図6-13 気管支拡張症の粗い断続性ラ音 coarse crackle

吸気に振幅は中程度のラ音（C）が多発している．吸気終末にもラ音が認められる．

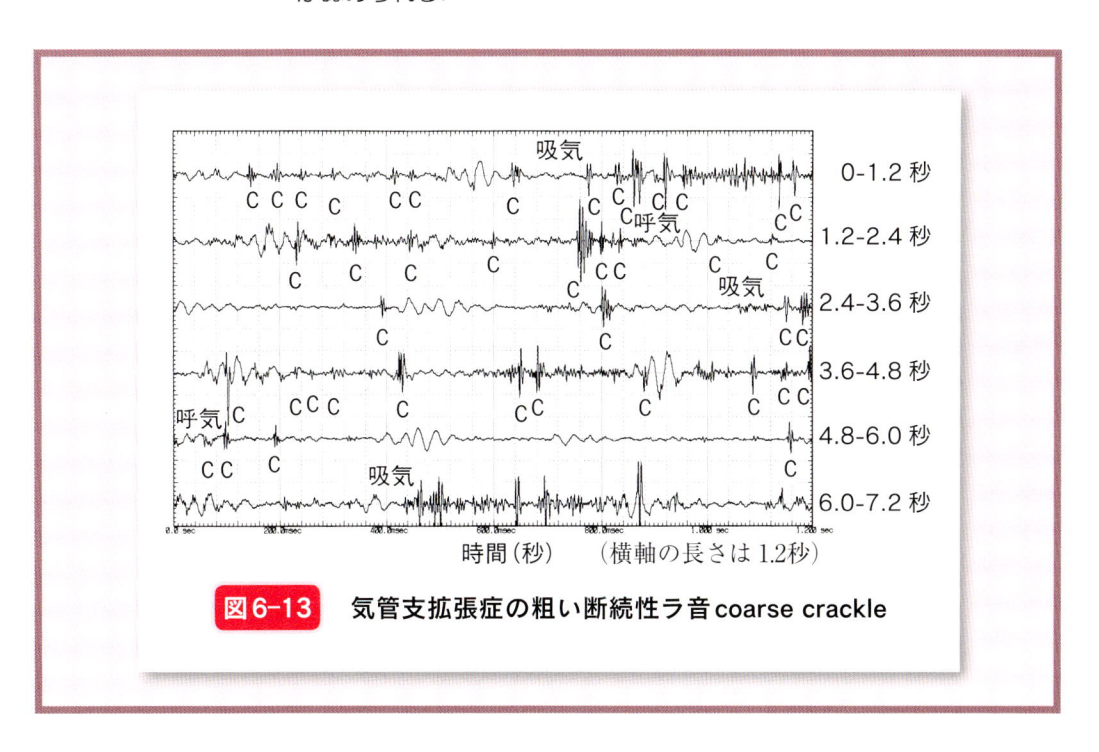

図6-13 気管支拡張症の粗い断続性ラ音 coarse crackle

2) 気管支拡張症の粗い断続性ラ音 coarse crackle

吸気にも，呼気にも粗い断続性ラ音（coarse crackle，水泡音）が聴取されるが，明らかに吸気にラ音数が多い．

CD 18　気管支拡張症の粗い断続性ラ音 coarse crackle

断続性ラ音は吸気前半に多いが，吸気全相にわたって出現する．呼気では吸気よりラ音の数は少ない．ブツブツした感じで，比較的大きな，低い音のラ音である．

3）軽度の浸潤陰影を呈した肺炎の粗い断続性ラ音 coarse crackle

CD 19　肺炎の粗い断続性ラ音 coarse crackle：図6-14

粗い断続性ラ音が吸気中間部に大きな音で1個，吸気後半部に数個小さな音として聴取される．呼気にはほとんどラ音は出現しない．前の症例の音と比較すると，肺の音の伝達が亢進しているためか，やや硬い感じがする．呼気にも1，2個ラ音が認められる．

図6-14　肺炎の粗い断続性ラ音 coarse crackle

吸気には2～4個の断続性ラ音振動を認める．呼気では明らかなラ音振動を視認できない．心音が周波数の低い振動としてよく伝搬している．

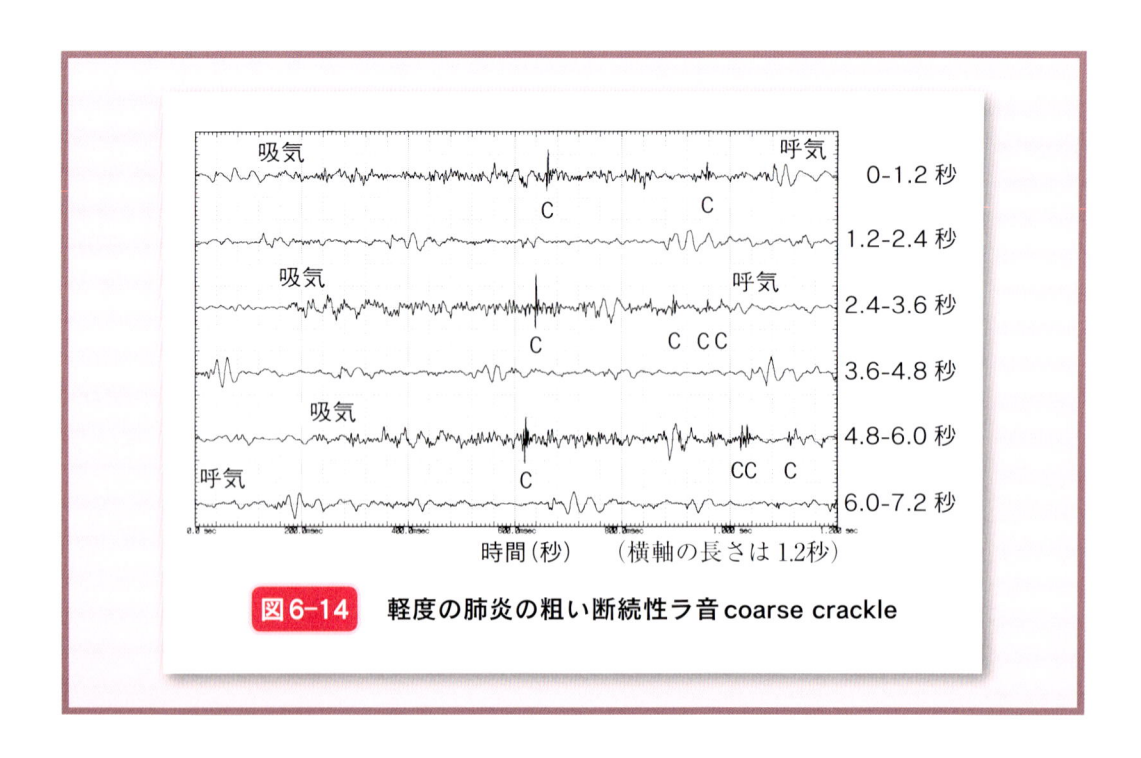

図6-14　軽度の肺炎の粗い断続性ラ音 coarse crackle

4）大葉性肺炎の粗い断続性ラ音 coarse crackle

　左肺野全体に浸潤陰影が出現した（図6-15）．肺炎のため肺の重量密度が上昇し，音の伝達が良好になっている．このためラ音もきわめて大きく，粗く，バリバリと聴取される．

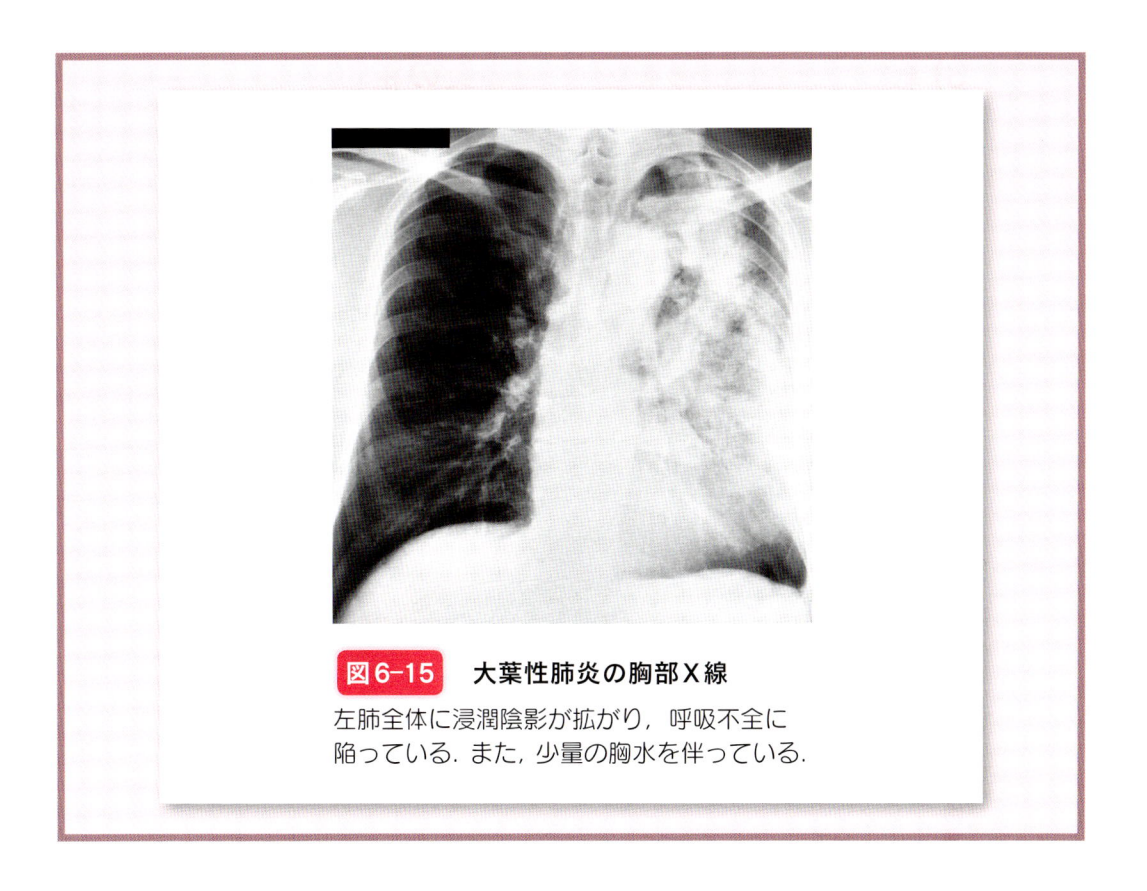

図6-15　大葉性肺炎の胸部Ｘ線
左肺全体に浸潤陰影が拡がり，呼吸不全に陥っている．また，少量の胸水を伴っている．

CD 20 大葉性肺炎の粗い断続性ラ音 coarse crackle：図6-16

　吸気開始直後から音の大きな粗い断続性ラ音（coarse crackle，水泡音）が続けて出現する．また，しばしばきわめて大きな断続性ラ音が聴かれる．しかし，吸気後半では細かい断続性ラ音（fine crackle，捻髪音）と類似したラ音も聴かれる．呼気においては，呼吸音が気管支呼吸音化していることにも注意してほしい．この症例の断続性ラ音はcoarse crackle（水泡音）の中でも最も粗く，大きい音と感じられる．以前の分類では大水泡性ラ音となる音であろう．左前胸部上肺野から録音したため，心音も大きく聴かれる．

図6-16 大葉性肺炎の粗い断続性ラ音 coarse crackle

吸気開始直後より振幅の大きいラ音が多数出現している．呼気にはbreath soundsの振動波形が視認できる．心音（Ⅰ音，Ⅱ音）がよく伝達しているのは，肺炎のため心音の伝達が亢進しているためでもある．

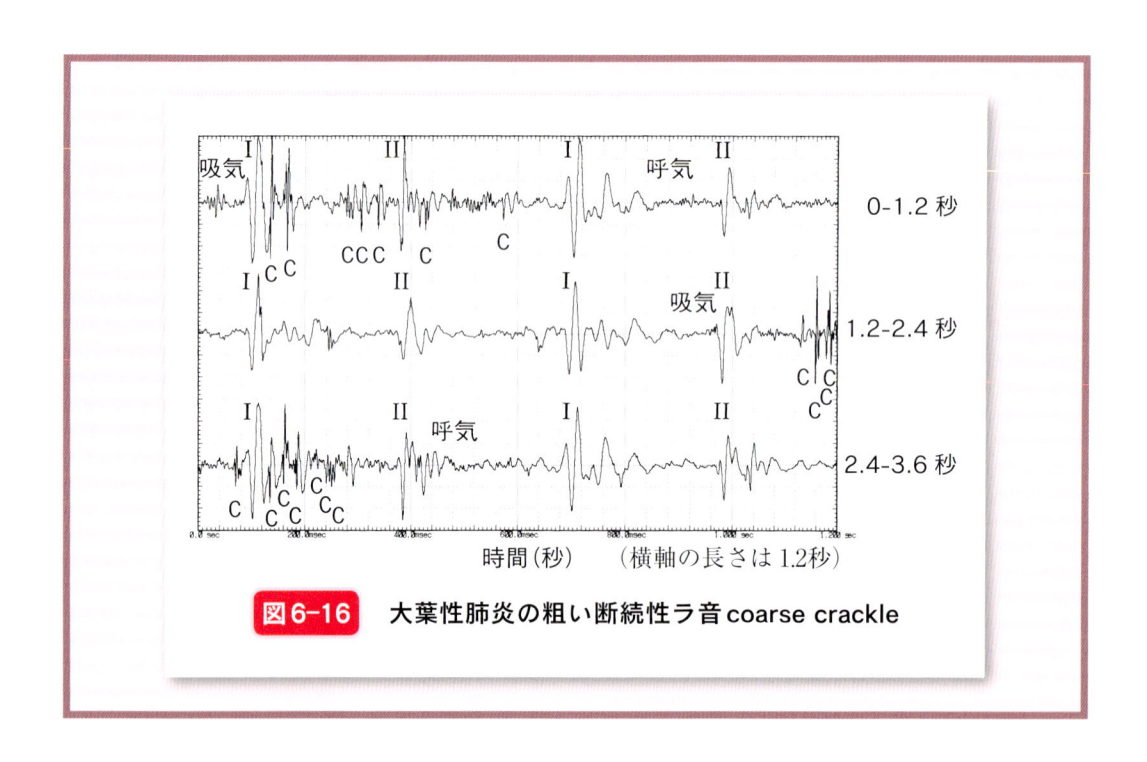

図6-16 大葉性肺炎の粗い断続性ラ音 coarse crackle

5) 心不全（急性肺水腫）における粗い断続性ラ音 coarse crackle

　肺癌末期のための長期臥床の症例で，胸部X線では右肺野に嚥下性肺炎を認め，心拡大は不明確，左肺野はほぼ正常である（図6-17）．数時間の経過で頻呼吸，呼吸困難を訴え，進行性かつ急速に増悪した．利尿剤投与後3時間で，尿量が1200 mL流出し，自覚症状は著明に改善した．このとき胸部X線では肺野，心胸比に変化がなかった．したがって，レントゲン陰性の心不全・肺水腫が，利尿剤により改善したと考えられる．胸部X線でわからない情報が聴診により得られることを強調したい．

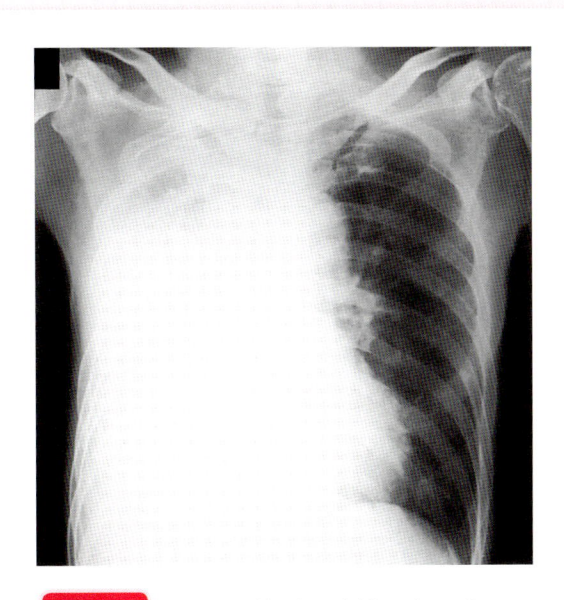

図6-17　胸部X線所見陰性の心不全
末期肺癌に合併した右肺炎の患者である．左肺野および心陰影左縁は特に異常を認めない．しかし，左全肺野に著明な粗い断続性ラ音（coarse crackle，水泡音）を聴取した．

CD 21　急性肺水腫の粗い断続性ラ音 coarse crackle：図6-18

　左肺野で吸気・呼気ともに粗い断続性ラ音（coarse crackle，水泡音）が多数聴取できる．このラ音は口元にてもパリパリした音として聴診することができる．さらに，録音にはないが聴診器なしで直接ゴロゴロした音を聴取できる．

図6-18　急性肺水腫の粗い断続性ラ音 coarse crackle

　左肺野で吸気呼気ともに断続的振動が多数みられ，粗い断続性ラ音（coarse crackle，水泡音）がきわめて多数出現していることがわかる．

CD 22　肺水腫治療後の呼吸音

　利尿剤投与3時間後における呼吸音である．前出の断続性ラ音は著しく減少した．肺胞呼吸音の粗造化は指摘できる．換気量が小さくなったため，口元ではほとんど音がしない状態である．

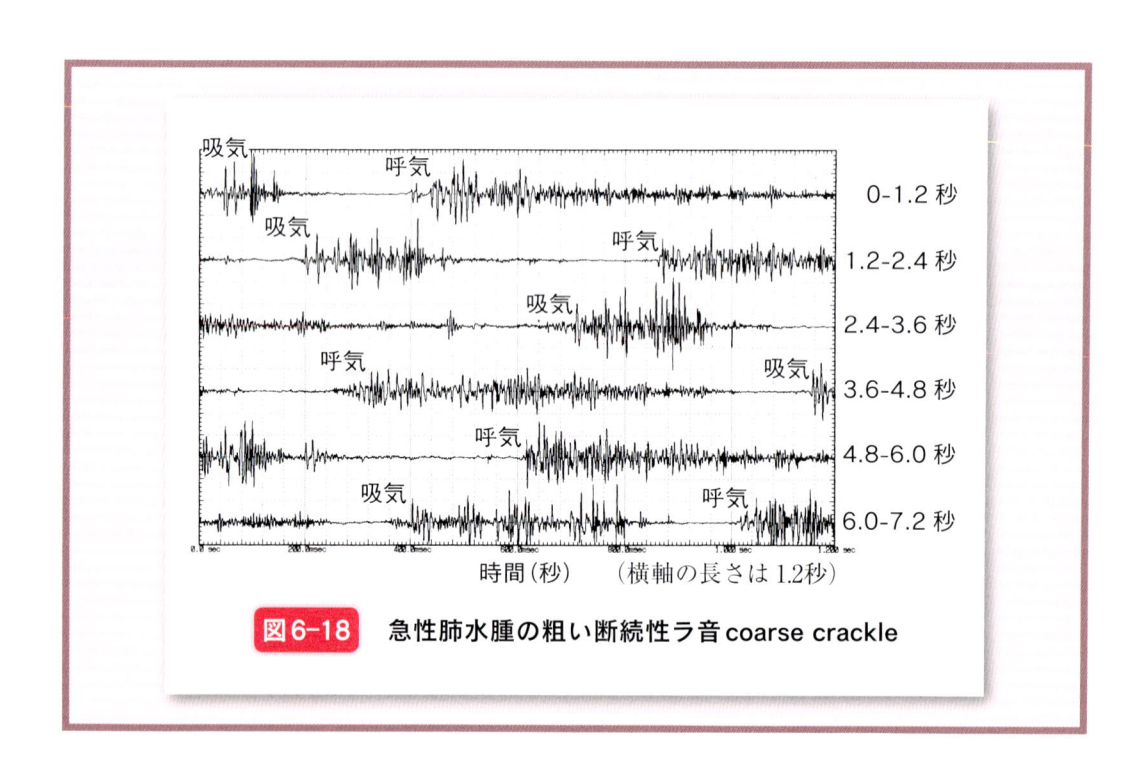

図6-18　急性肺水腫の粗い断続性ラ音 coarse crackle

6）副鼻腔気管支症候群で聴取された多様な断続性ラ音と連続性ラ音

　　吸気時には断続性ラ音と連続性ラ音，呼気時には主に連続性ラ音が聴取できる．これは副鼻腔気管支症候群の症例である．

CD 23 断続性ラ音と連続性ラ音

　　吸気は前半部に粗い断続性ラ音（coarse crackle，水泡音）が集中し，後半部では高音性連続性ラ音（wheeze，笛声音）が主になる．呼気では前半部に粗い断続性ラ音が散発的にみられ，低音性連続性ラ音（rhonchus，類鼾音）が長く続く．

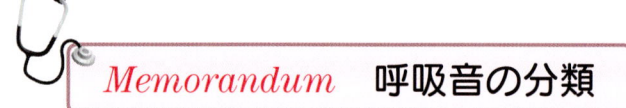

Memorandum 呼吸音の分類

　ここで，従来の呼吸音分類について簡単に触れておく．わが国では連続性ラ音は"乾性ラ音"，断続性ラ音は"湿性ラ音"と呼ばれてきた．しかし，乾性ラ音といっても気道が乾燥して発生するわけではなく，喀痰，気道分泌物を伴わない肺線維症でも"湿性ラ音"が多数出現する．"乾性"，"湿性"は音響学的用語ではなく，ラ音の発生機序を的確に表現しているともいえない．さらに，湿性ラ音では音の大きさにより分類された大，中，小水泡性ラ音に有響性のものと無響性のものがある．また，ベルクロ・ラ音，捻髪音も使用されるなど分類は多岐にわたった．しかし，近年の研究からはこれらを分類する合理的根拠を見出せない．乾性ラ音では読み慣れない漢語も多い．このような理由により**表4-1**（25頁）に示すような簡便で，実用的な分類が提唱された．**表6-1**に従来のラ音分類との対応を大まかに示すので参考にしていただきたい．

表6-1　ラ音分類の対応

アメリカ胸部疾患学会の分類	ラ音の分類	わが国の従来の分類	Forgacs（英国）の分類	Laennecの原名（1819）
Discontinuous sounds	断続性ラ音	湿性ラ音		
Coarse crackle	粗い断続性ラ音（水泡音）	大水泡性ラ音 中水泡性ラ音 小水泡性ラ音	Early inspiratory crackle	Râle muguex ou gargouillement
Fine crackle	細かい断続性ラ音（捻髪音）	捻髪音 ベルクロ・ラ音	Late inspiratory crackle	Râle humide ou crepitation
Continuous sounds	連続性ラ音	乾性ラ音		
Wheeze	高音性連続性ラ音（笛声音）	笛声音 飛節音 咿軋音など	High pitched wheeze	Râle sibilant sec ou sifflement
Rhonchus	低音性連続性ラ音（類鼾音）	呻唸音 類鼾音 飛蜂音など	Low pitched wheeze	Râle sonore sec ronflement

Ⅵ-2
その他の副雑音

1 胸膜摩擦音

　吸気，呼気ともに出現する断続的な異常音である．乾性胸膜炎や湿性胸膜炎の初期および吸収期に聴取できる．肺内から発生する断続性ラ音と鑑別が困難なことがあるが，胸膜摩擦音は吸気，呼気のいずれにも出現する．また両相で音が均等に出現する傾向がある．

CD 24

胸膜摩擦音：図6-19

　"ギューギュー"と雪を踏むような感じに聴こえる連続的な音が最初に出現している（握雪音）．それとは別に断続性の胸膜摩擦音も聴こえるが，断続性ラ音とまぎらわしい場合が多い．

図6-19 胸膜摩擦音

　吸気と呼気ともに副雑音の断続的振動を認める．吸気において連続性ラ音のようにみえる部分が，握雪音の部分である．また，摩擦音の振動波形の初動方向が吸気と呼気で反転することが知られている．

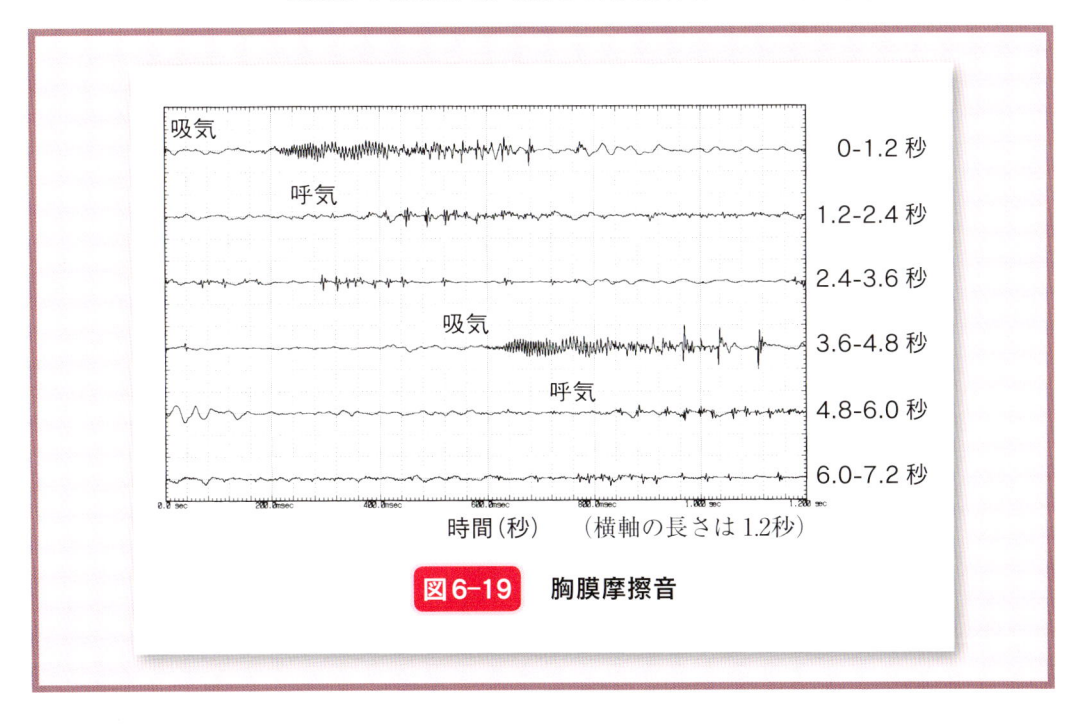

図6-19 胸膜摩擦音

表6-2 細かい断続性ラ音（fine crackle，捻髪音），粗い断続性ラ音（coarse crackle，水泡音），胸膜摩擦音の鑑別

	細かい断続性ラ音 （fine crackle, 捻髪音）	粗い断続性ラ音 （coarse crackle, 水泡音）	胸膜摩擦音
音の特徴	小さい 高調 チリチリ パリパリ バリバリ	やや大きい 低調 ブツブツ	不定 不定 ギューギュー バリバリ
部位	両側肺底部	音源部	胸膜炎病変部
呼吸相	吸気後半 呼気（−）	吸気全相 呼気の初期	吸気 呼気
咳による変化	不変	時に変化	不変
喀痰の有無	（−）	（＋）	無関係
疾患	肺線維症 石綿肺 心不全，肺水腫 膠原病肺 過敏性肺臓炎 薬剤誘発性肺臓炎 肺炎初期 ベリリウム肺 サルコイドーシス 放射線性肺臓炎 カリニ肺炎 パラコート肺 好酸球性肉芽腫症	気管支拡張症 肺炎 慢性気管支炎 COPD感染時 進行した肺水腫	胸膜炎

表6-2に細かい断続性ラ音（fine crackle，捻髪音），粗い断続性ラ音（coarse crackle，水泡音），胸膜摩擦音の鑑別を示す．

2　Hamman's sign

　特発性縦隔気腫や軽度の左気胸で，心収縮中期にクリック音が聴取されることがある（Hamman's sign）．図6-20は特発性縦隔気腫の胸部X線であるが，縦隔側に胸膜の線状陰影，両側頸部に皮下気腫を認め，ごくわずかの左側気胸も合併していた．

> **Memorandum　特発性縦隔気腫**
>
> 　成人における特発性縦隔気腫の頻度は低く，入院患者33,000〜42,000人に1人程度であるという．Hammanは縦隔気腫症例の胸骨左縁下部から心尖部で，心収縮中期にクリック音が出現し，診断に重要であると報告した．軽症の左側気胸においてもこのクリック音を認めることもある．気胸に縦隔気腫が続発することはないが，縦隔気腫に気胸（主として左側）は続発し得る[46]．

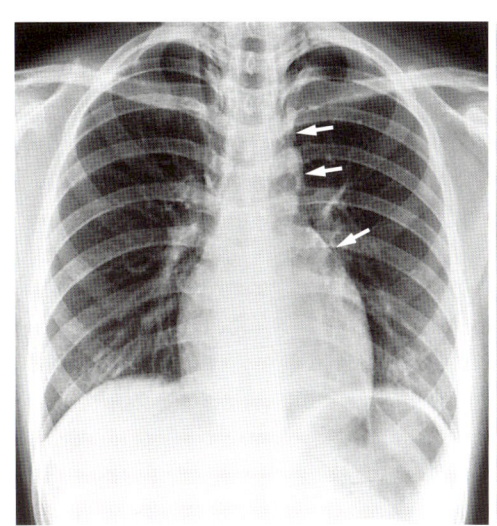

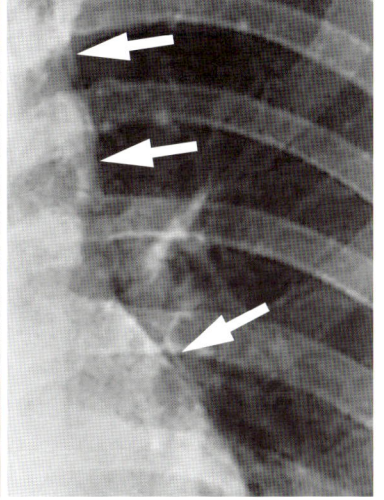

図6-20　特発性縦隔気腫の胸部X線
矢印で示したように，縦隔にそって胸膜が線状陰影として認められる．両側頸部には皮下気腫が続発している．

CD 25 Hamman's sign：図6-21

心音のⅠ音，Ⅱ音の間にクリック音が吸気相において聴取される．また，この音は左側臥位でよく聴取される．

図6-21 Hamman's sign

これは心電図および心音の記録となっている．Ⅰ音とⅡ音の間に心音より周波数が高く持続時間の短いクリック音として記録される．

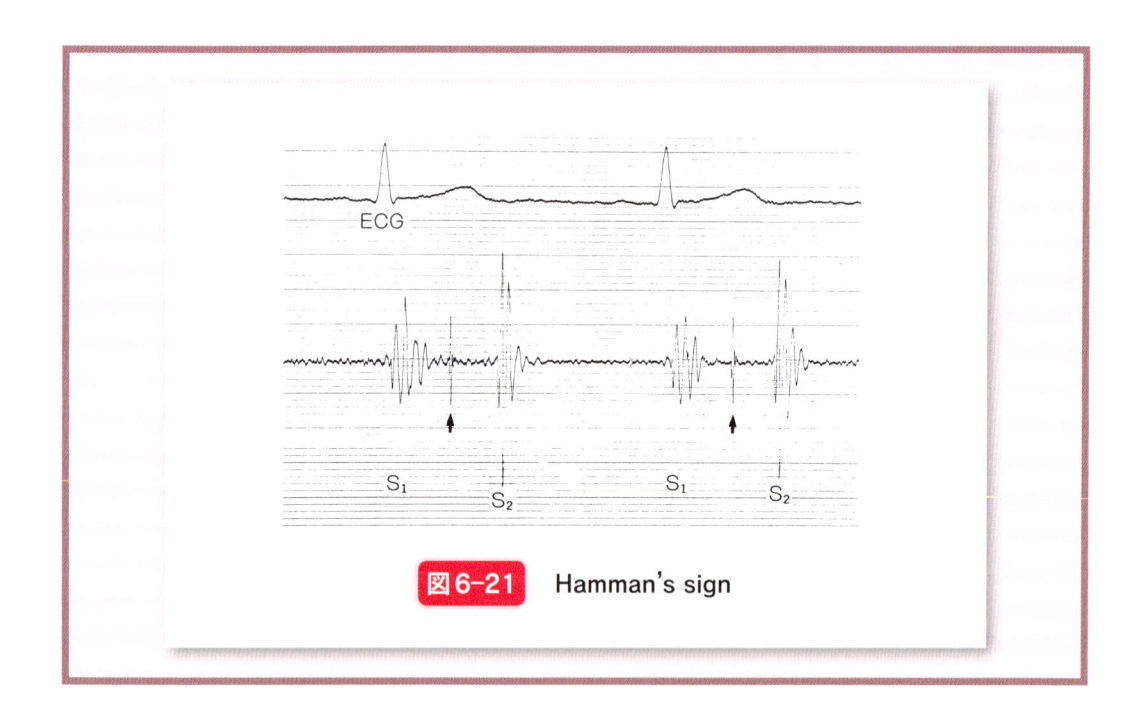

図6-21 Hamman's sign

VII章　呼吸音の伝達の変化

　肺・胸郭系における音の伝達の特性により，胸壁で聴取される呼吸音の所見は変化する．

1　胸水貯留による変化

A. 肺胞呼吸音

CD 26　胸水による呼吸音の変化

　胸水により音の伝達が低下するため，呼吸音が明らかに減弱して聴かれる．この症例ではほとんど消失している．

B. 声音聴診

　患者に発声させて，その伝搬を聴診する診察法が声音聴診である．筆者らは低い声で"ひとーつ"と発声させている．"あー"，"えー"などと母音を長く発声させてもよい．胸水では，患側における音の伝達は減弱するが，正常（健常）側よりもやや明瞭に声を聴取できる．胸水貯留部のやや上部では声音の伝達は増強する．また，声がさらに明瞭化し，ちょうど山羊がないているような音となる．これを山羊声"egophony"という．

CD 27　声音聴診

　正常（健常）側での声音聴診である．"ひとーつ"と発音させているのであるが，不明瞭な"あー"もしくは"おー"といった感じに聴こえる．

胸水による声音聴診の変化：図7-1，7-2

CD 28

胸水があるため音は小さい．しかし，"ひとーつ"という発音は，胸水側は正常（健常）側に比較してやや明瞭化して聴取される．

図7-1 胸水による声音聴診の変化

正常（健常）側に伝搬した声の振動波形である．ほぼ一定の大きさの振幅が約1秒持続している．これに対し，胸水側では振幅が著明に減弱している．

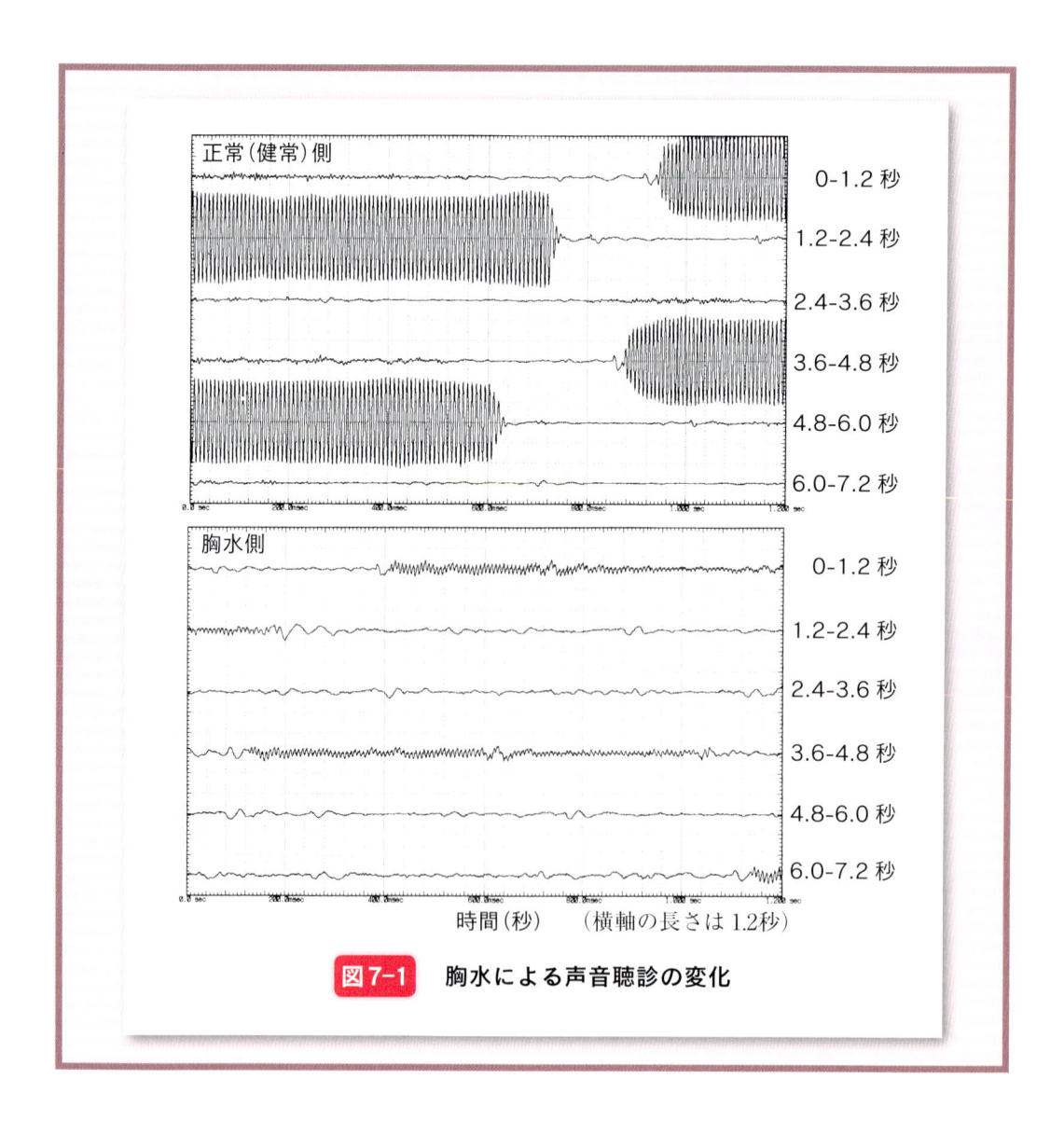

時間(秒) （横軸の長さは1.2秒）

図7-1 胸水による声音聴診の変化

図7-2 胸水による声音聴診の変化（周波数分布）

下肺野で声を聴診している．伝達距離が長いため高い音の伝達が悪く，正常（健常）側では第1, 2フォルマント（母音の構成素音）しか認められない．胸水側では高い音の伝達がよくなり，第3, 4フォルマントも出現する．

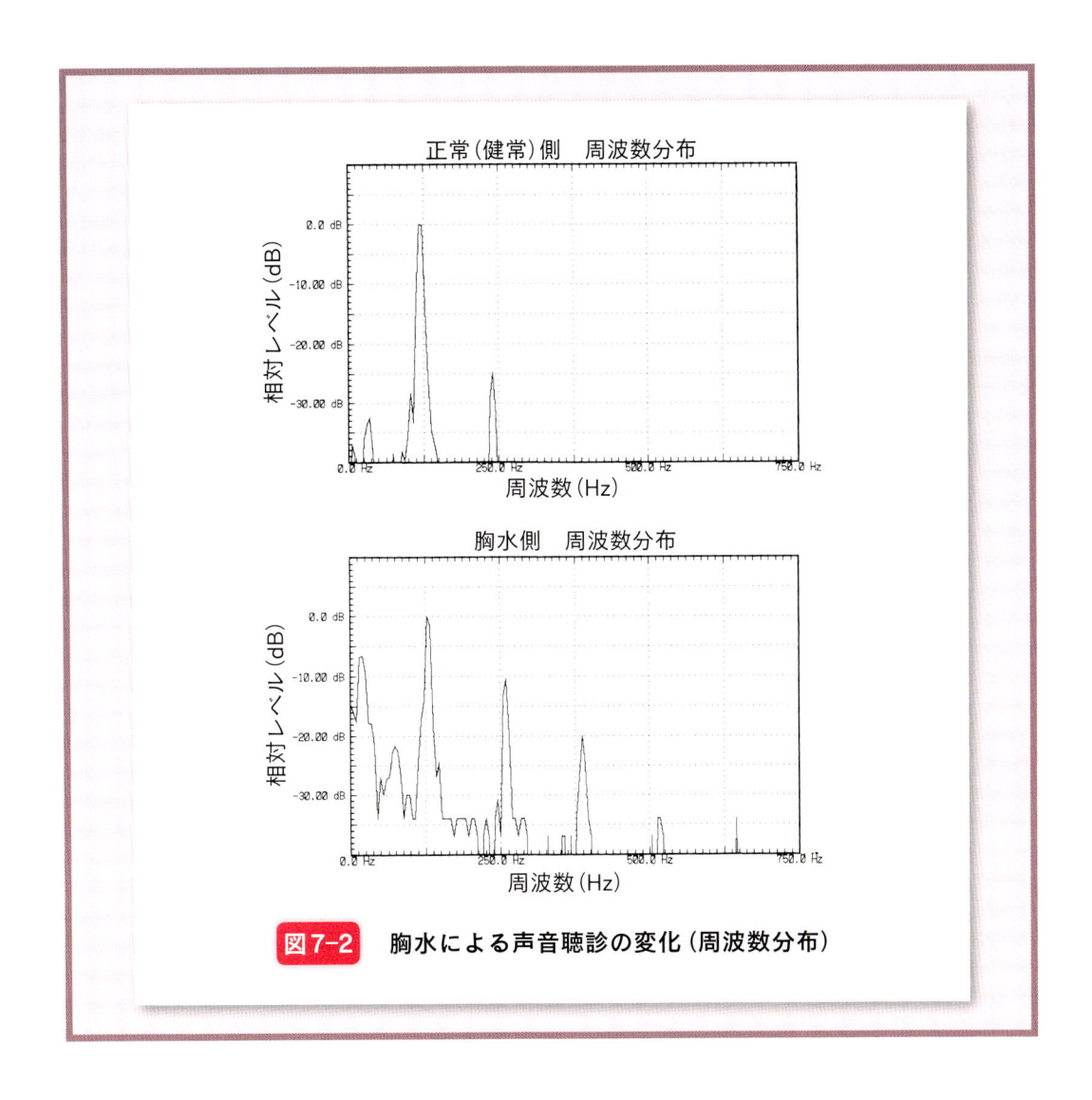

図7-2 胸水による声音聴診の変化（周波数分布）

図7-3 胸水における音の伝達特性[44]

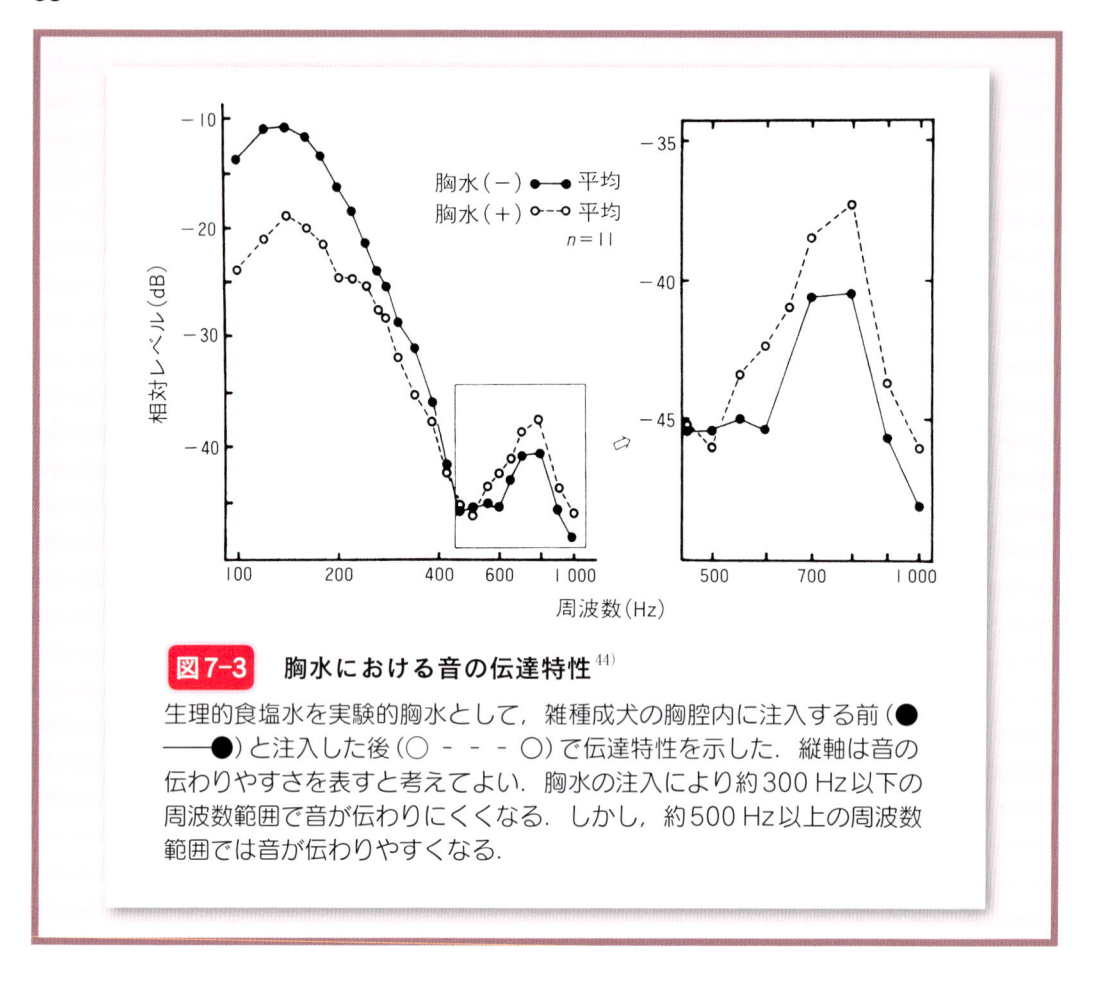

生理的食塩水を実験的胸水として，雑種成犬の胸腔内に注入する前（●——●）と注入した後（○- - -○）で伝達特性を示した．縦軸は音の伝わりやすさを表すと考えてよい．胸水の注入により約300 Hz以下の周波数範囲で音が伝わりにくくなる．しかし，約500 Hz以上の周波数範囲では音が伝わりやすくなる．

　図7-3は，イヌにおいて実験的に胸水を作成し，肺・胸郭系の音の伝達を測定したものである．300 Hzまでの低い周波数では音の伝達が低下する．肺胞呼吸音は周波数が低いので胸水により減弱して聴こえるのである．700 Hzを中心として音の伝達が亢進する．声音聴診では声の低い周波数成分は減弱し，高い周波数成分は増強して伝達されるため，正常（健常）側は肺よりもやや明瞭に聴取されるのである（ただし，音の大きさとしては減弱している）．

● VII章　呼吸音の伝達の変化　69

2 気胸による変化

　気胸では肺組織と胸壁の間に空気が漏出し，正常肺が虚脱する．このため胸壁には音が伝達しにくくなり，呼吸音の減弱が生じる．
　胸部X線の矢印で示すように，気胸は軽度である（図7-4）．

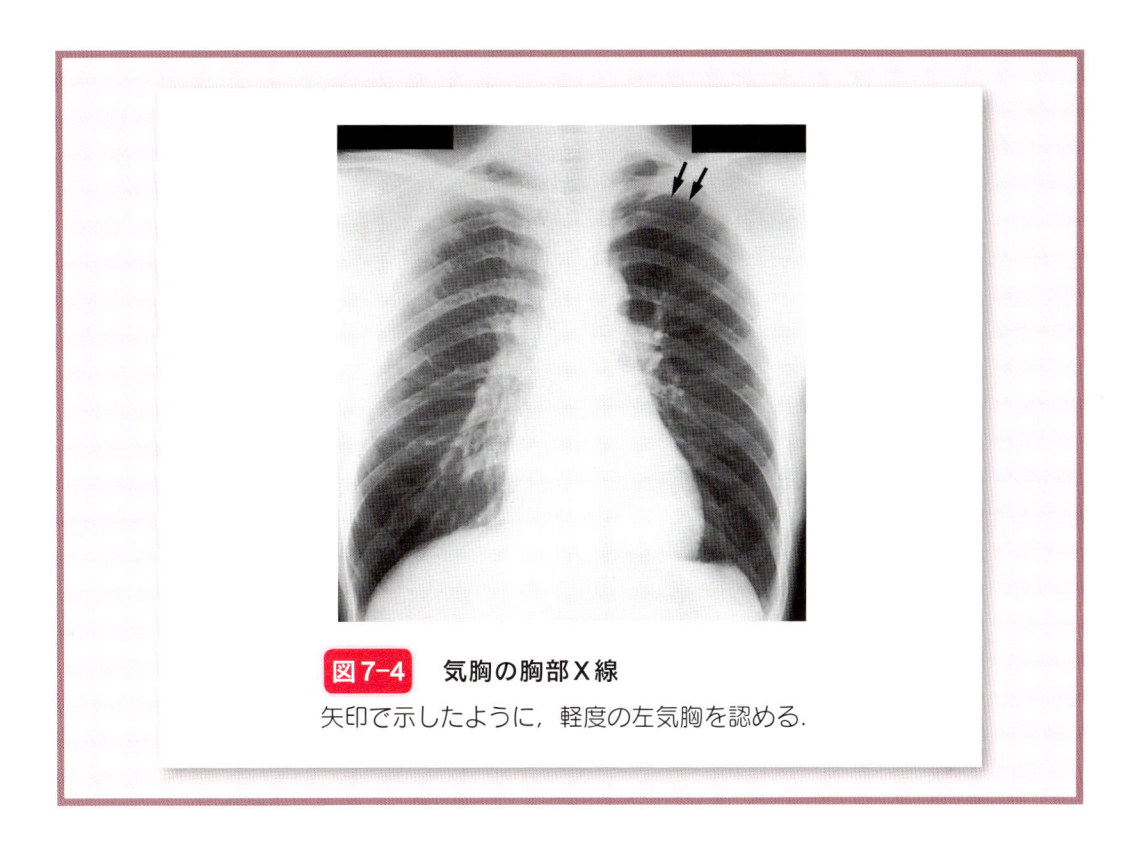

図7-4　気胸の胸部X線
矢印で示したように，軽度の左気胸を認める．

A. 肺胞呼吸音

CD 29　気胸による呼吸音の変化

　比較的軽度の気胸であるが，肺胞呼吸音は気胸側で明らかに低下している．

B. 声音聴診

CD 30 気胸による声音聴診の変化：図7-5

上肺野で声音聴診しているので，前出の下肺野における声音聴診にくらべ，やや明瞭に"ひとーつ"と聴かれる．気胸側で声音の伝達が減弱しているが，胸水と異なり山羊声様には聴取されない（単純な減弱である）．

図7-5 気胸による声音聴診の変化

正常（健常）側に比較して，気胸側では声の振幅が約1/5に減弱している．

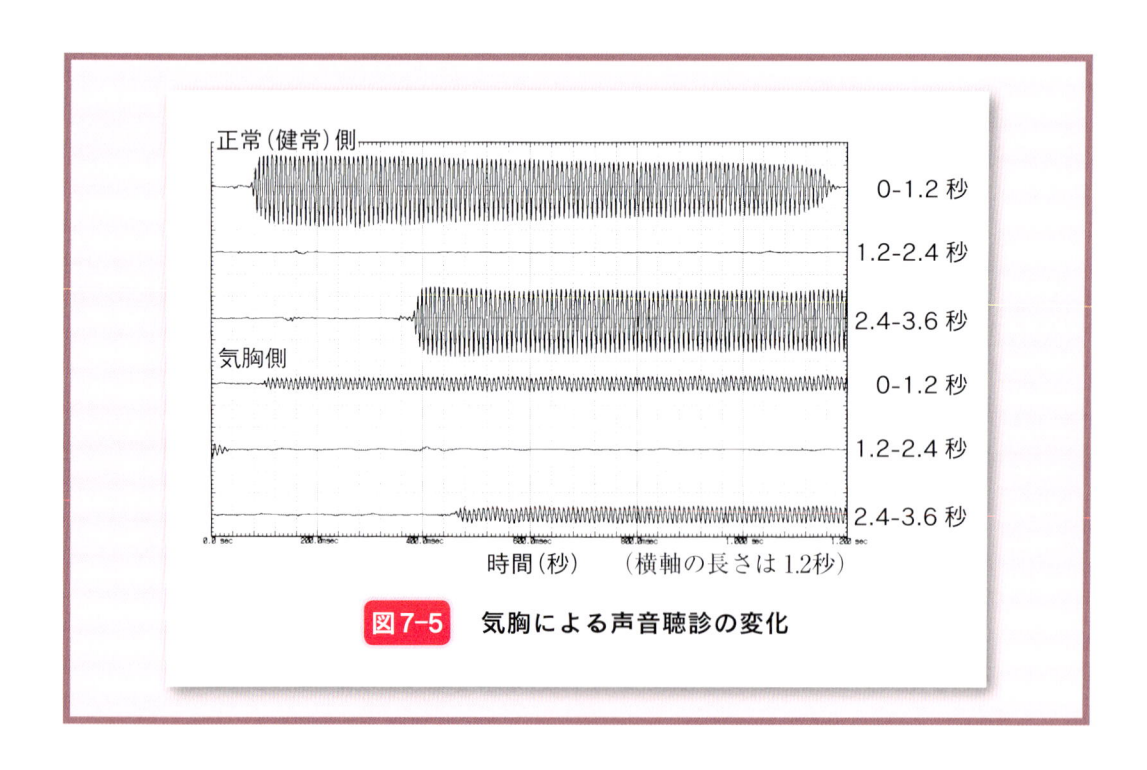

図7-5 気胸による声音聴診の変化

図7-6　気胸における伝達特性図[23]

図の右上はマイクロフォン装着部を示す．破線は健常例における伝達特性の平均を示す．完全虚脱を生じた気胸患者3症例の測定結果（○——○）より，気胸では健常例に比し周波数によらず音が伝わりにくくなることがわかる．

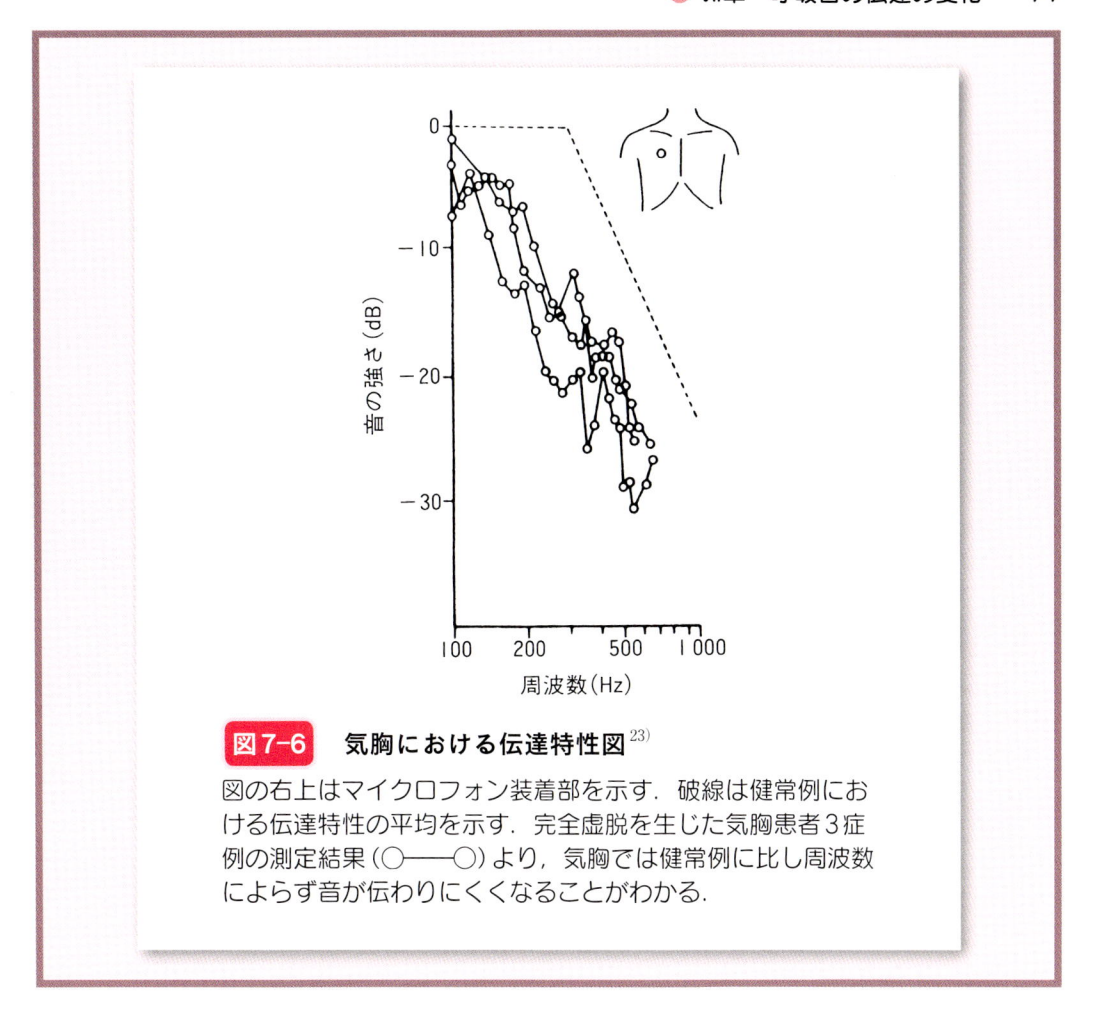

　図7-6は，気胸において音の伝達特性を測定したものである．完全虚脱を生じた気胸患者3症例の測定結果より，気胸例では健常例に比し周波数によらず音の伝搬が低下することがわかる．胸水とは異なり，700 Hz前後での伝達亢進を認めない．

Ⅷ章　人工呼吸器の聴診

　重症呼吸器疾患例に対して人工呼吸器管理をすることは一般的となった．患者の呼吸状態は人工呼吸器に大きく依存するので，人工呼吸器の作動を的確に把握することが必要である．筆者は人工呼吸器の導管を聴診することを推奨している．導管内に水が貯留した時の音も聴診により容易に検知できる．また，気管チューブ・気管切開チューブのカフからの空気漏れを検出するためには，口の付近の聴診も効果的である．

　図8-1は気管切開口に接続した人工呼吸器の導管を聴診している様子である．

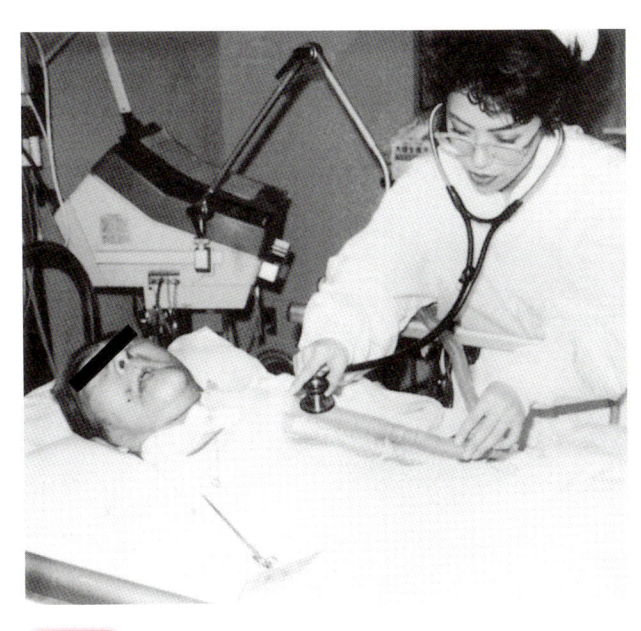

図8-1　人工呼吸器の導管の聴診
気管切開口に装着した人工呼吸器の導管を聴診している．導管の音は非常に明瞭なので，どの部位で聴診してもよい．

CD 31-34 人工呼吸器の聴診

CD 31 人工呼吸器正常作動音

吸気では人工呼吸器から送気される音を聴取する．

CD 32 人工呼吸器回路のリークの音：図8-2a

気管切開チューブからのリークにより，吸気に"ググググ"という音が聴取できる．

CD 33 人工呼吸器装着患者の口元でのリークの音：図8-2b

リークの音は口元でも聴取できる．

CD 34 人工呼吸器導管内の水貯留の音：図8-2c

人工呼吸器の導管内に水が貯留すると，粗い断続性ラ音（coarse crackle，水泡音）に似た断続性の音が聴取できる．送気側の導管に水が貯留しているので吸気相に大きな断続音が聴かれる．また，粗い断続性ラ音（coarse crackle，水泡音）よりもさらにbubbling soundsの感じが強い．

図8-2 人工呼吸器の聴診音

a．吸気後半にリーク音（L）が出現する．また，リークが著明なときは吸気始めから断続的にリークする．
b．患者の口に聴診器を保持して録音した音である．リーク音（L）は口元でも検出できる．
c．吸気に大きな断続性の異常音振動（C）を認める．呼気には出現しないことより，送気側導管に水が貯留しているのがわかる．

●Ⅷ章 人工呼吸器の聴診 75

図8-2 人工呼吸器の聴診音

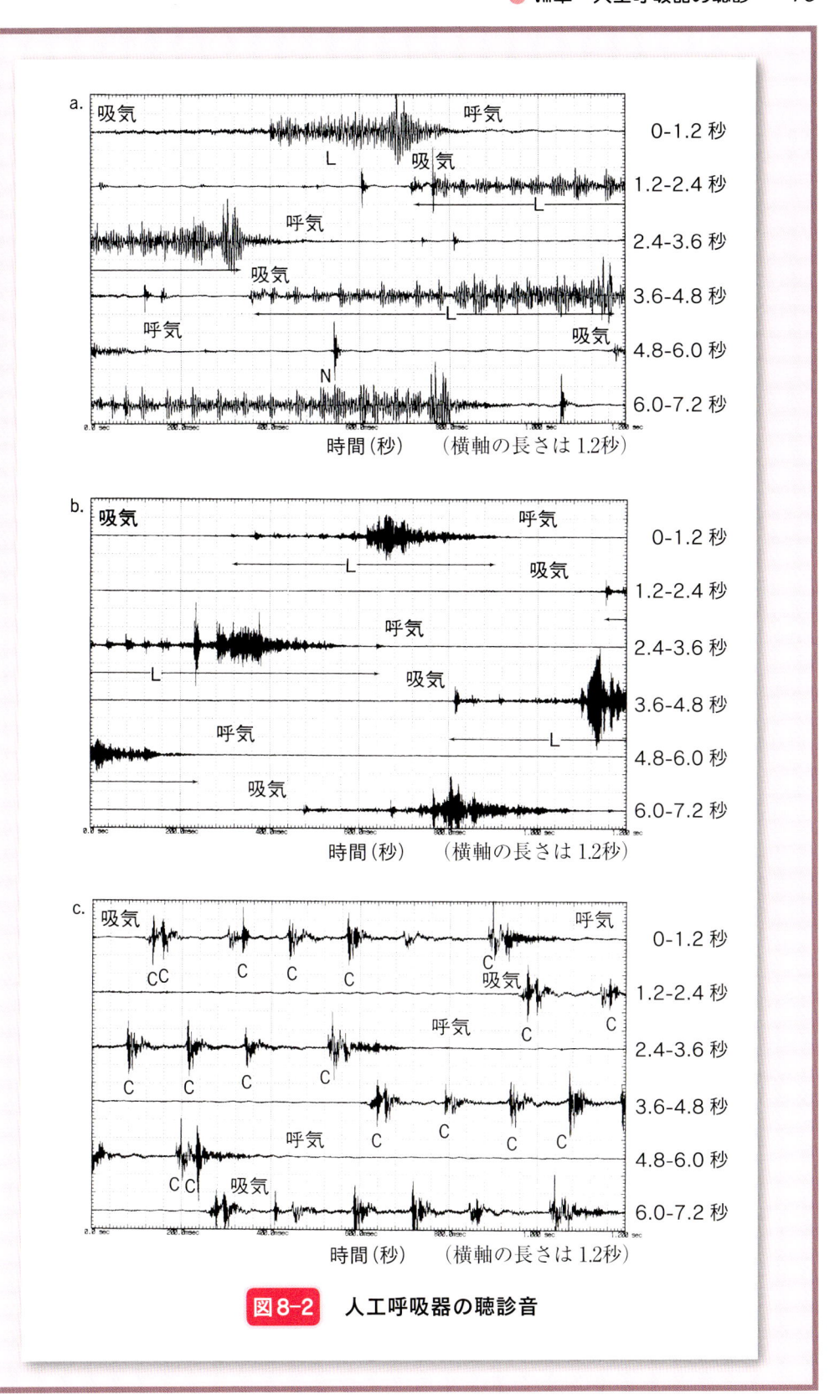

IX章 症例提示

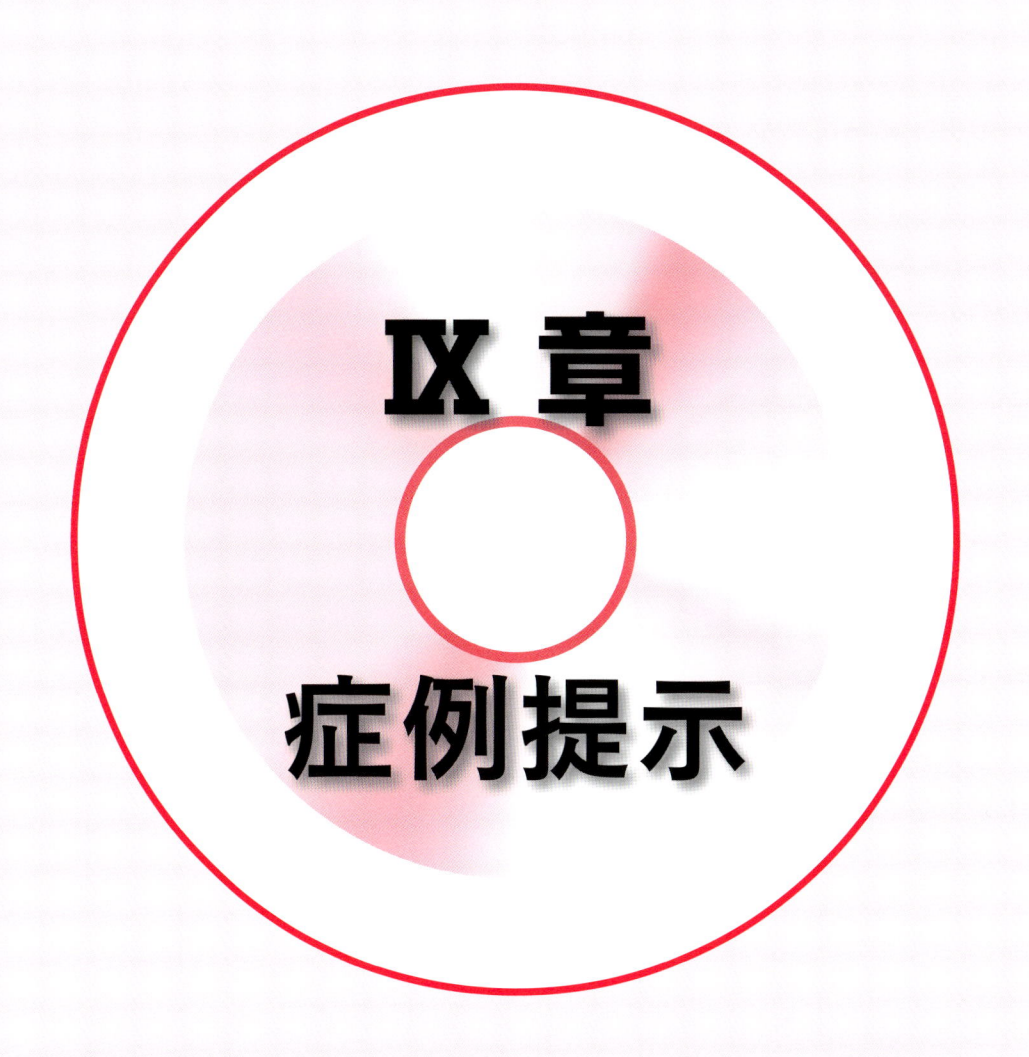

症例 1〜15

症例1 CD35

結核の空洞近くで聴取された罐子音

　症例は54歳，女性．18歳ごろ肺結核症に罹患し，両側人工気胸およびINH，PAS，SMで治療した．50歳時血液を時に混ずる膿性喀痰を多量に認めた．アスペルギルス症と診断された．抗真菌薬を使用した．その後も症状が変化なく持続した．54歳時発熱を認め来院した（図a）．アスペルギローマが存在する空洞を有する症例（図b）にさらに呼吸器感染症が加わったと判断された．*Haemophilus influenzae*, *Peptostreptococcus*, *Aspergillus*, *Candida albicans* などが喀痰から検出された．背部正中線上肩甲骨下端の高さで罐子音を聴取した（図c, d）．

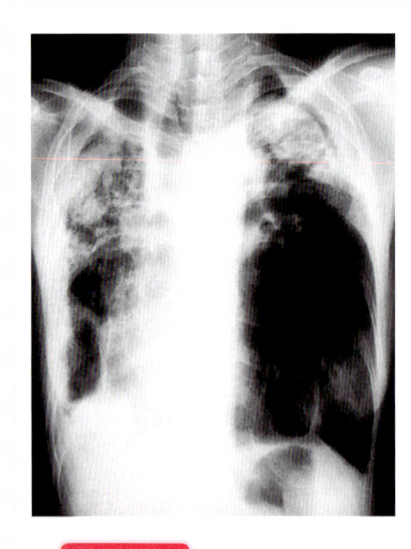

症例1 図a 胸部X線写真

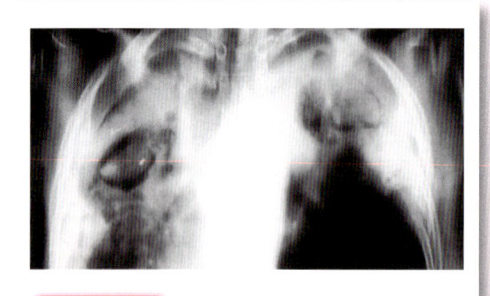

症例1 図b 背部より7cmの断層写真
右上葉にアスペルギローマを有する空洞が認められる．

症例1図c 呼吸音図(罍子音)

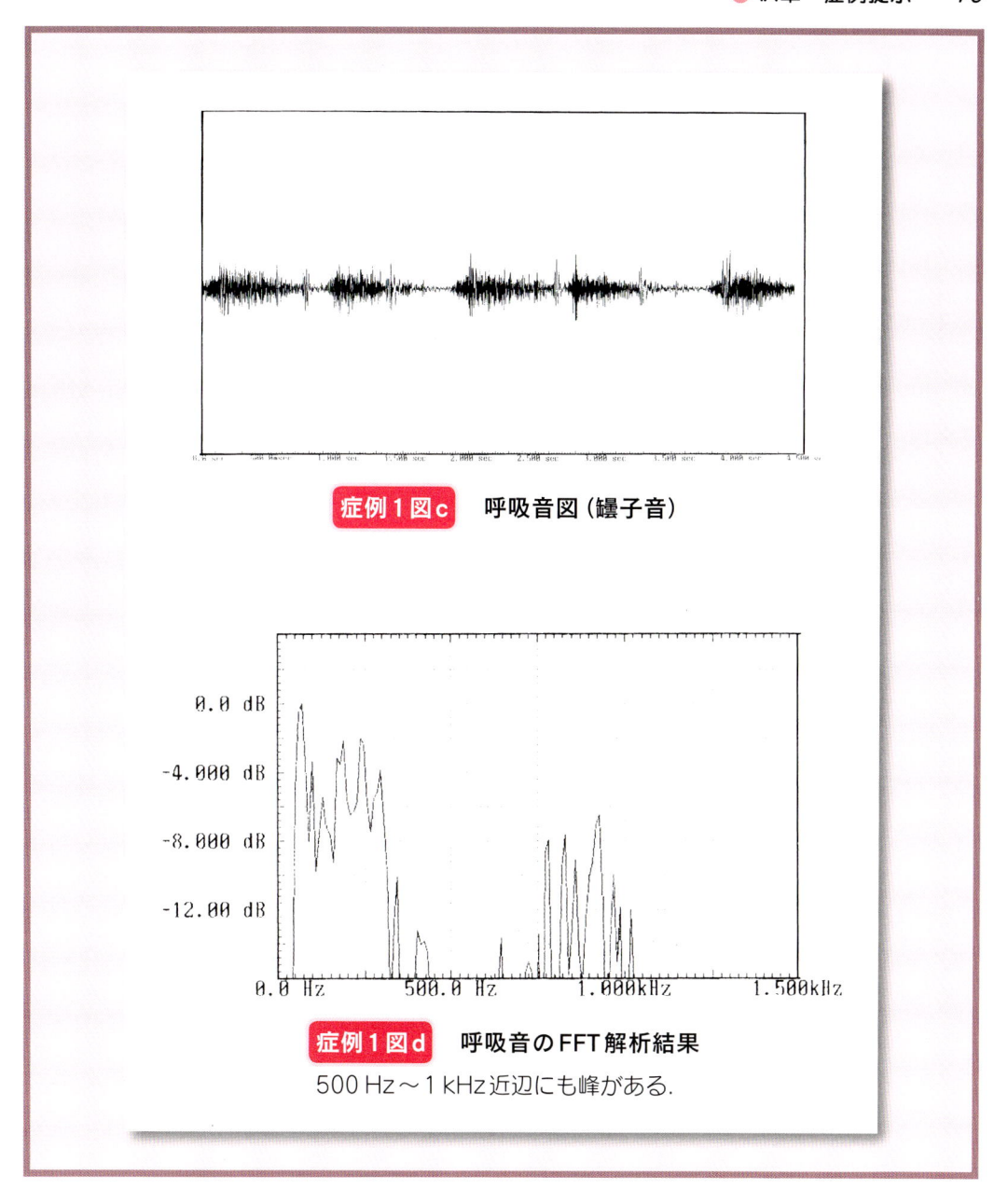

症例1図d 呼吸音のFFT解析結果
500 Hz～1 kHz近辺にも峰がある．

症例2 CD36

気胸によるcrunching sound（Hamman's sign）

　症例は19歳，男性．特記すべき既往歴はない．2日前就寝時に左6～7肋間鎖骨中線より内側部を中心に絞扼感が出現し，持続した．この症状は左側臥位で増強し，右側臥位で軽減した．平地歩行でも動悸・息切れを感じた．臥位で左側呼吸音が右側呼吸音よりわずかに減弱．左側呼吸音開始がわずかに遅れていた．この際心尖部附近で第Ⅰ音の後に収縮期にクリック様断続音が聴取された（Hamman's sign）．時に第Ⅱ音に続いて同様の断続音が出現していた．胸部X線写真（**図a**）で気胸を確認した．crunching sound（**図b**）が診断の有力なヒントになった気胸の一例である．

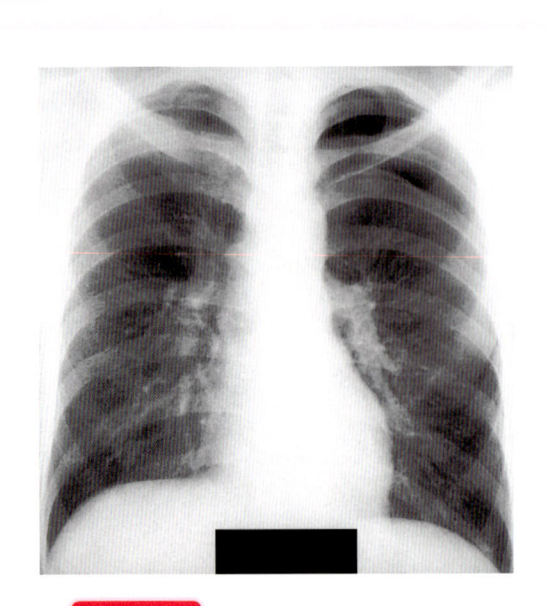

症例2図a 外来での胸部X線写真
左側に気胸を認める．

症例2図b　呼吸音図

↓：crunching sound. 第Ⅰ音と第Ⅱ音の間に，また第Ⅱ音の後に出現している．

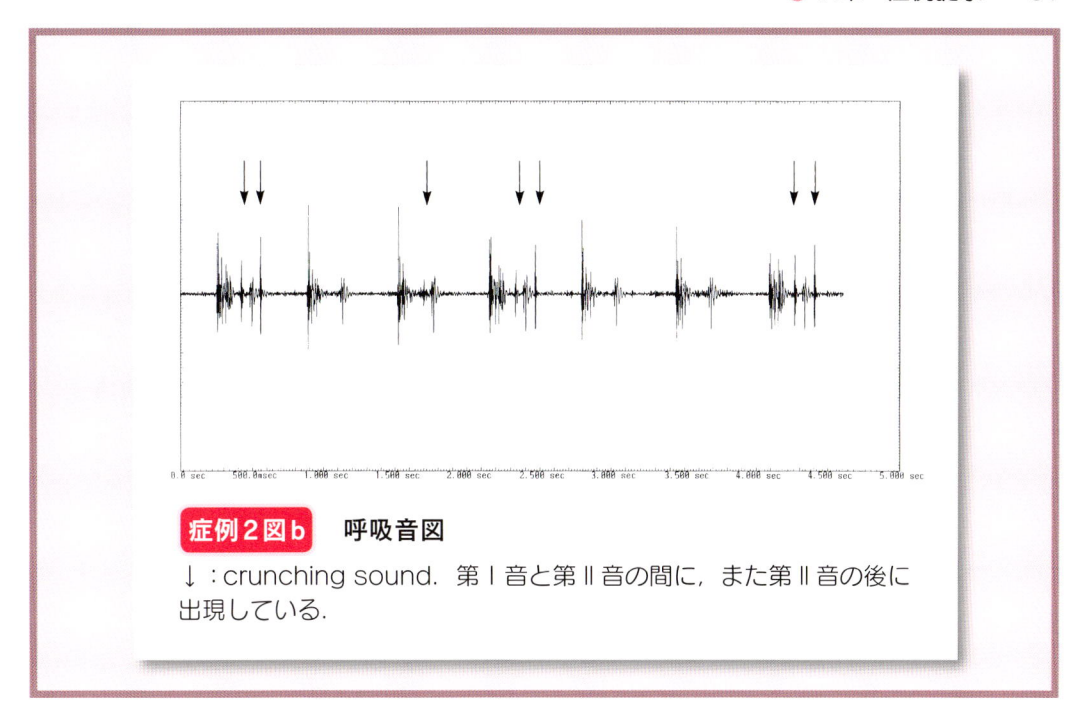

症例3 CD37

喘息と診断されていた結核性気管気管支狭窄の呼吸音

　症例は27歳，女性．主訴は呼吸困難．25歳時(12月)に発熱および喘鳴が出現した．翌年1月A病院を受診し，気管支喘息の診断でプレドニゾロンを6ヵ月間投与された．この間喘鳴はやや軽快したが体重は50kgから70kgに増加した．

　同年8月，喘鳴が持続するため，某大学病院を受診，胸部X線写真上異常陰影を指摘され，肺炎と診断された．近医にて投薬を受けていたが，9月には喘鳴の増悪，呼吸困難も出現した．

　同年12月転居のため，B病院を受診した．同様に肺炎と診断され，投薬を受けたが，喘鳴および呼吸困難が増悪し，50m以上の歩行が困難になった．

　翌年5月(27歳)，C病院を受診し，喀痰の結核菌の検索でGaffky Ⅴ号と診断されたため，INH，EB，RFPの投与を開始した．同時期の胸部X線写真で気管の狭窄を指摘され，外科治療の目的で当院を紹介された．

　既往歴は12歳のとき急性虫垂炎で虫垂切除術を受けている．

　家族歴は特記することはない．

　入院時現症は身長158cm，体重66.4kg．栄養状態は良好．呼吸音は前胸部でもっとも強く連続性ラ音を聴取した．また連続性ラ音は左側でやや減弱していた．その他身体所見では異常を認めていない．

　入院時検査成績は末梢血，生化学検査ともに異常はない．肺機能検査ではVC 3.05L，%VC 95%，$FEV_{1.0}$ 0.99L，$FEV_{1.0}$% 34%であった．血液ガス分析はPH 7.38，PaO_2 94 Torr，$PaCO_2$ 42 Torrであった．

　入院時胸部X線写真(図a)では右上肺野に淡い陰影を認めた．また心陰影に重なって，左下葉の無気肺を認めた．

　この症例の気管断層写真(図b)では声門下腔，気管，左主気管支の3カ所に狭窄がみられた．気管支鏡所見(図c)では声門下腔にスライドのような全周性の狭窄がみられ，6mmの気管支鏡が通過しないため，気管および左主気管支の狭窄部の観察はできなかった．

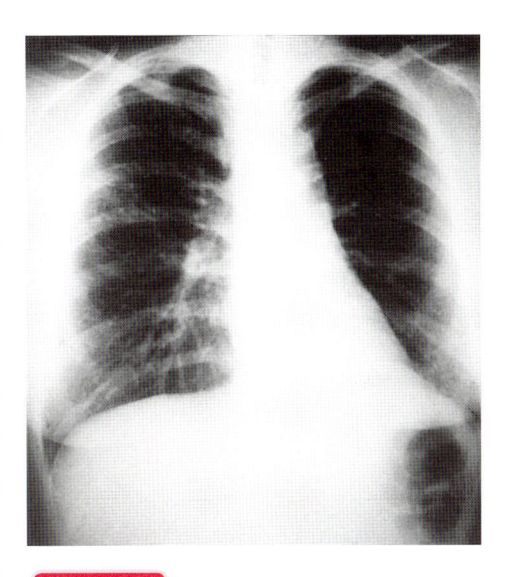

IX章 症例提示

症例3図a 入院時胸部X線写真
右上肺野に淡い陰影を認める．この陰影は肺炎といわれていた結核の病巣である．

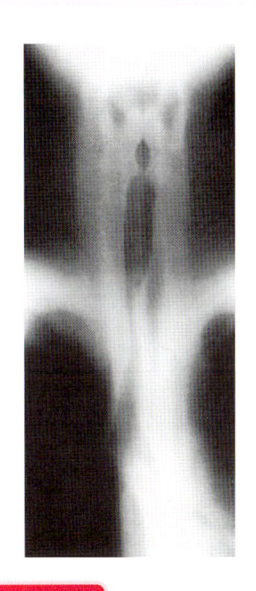

症例3図b 気管断層写真
声門下腔，気管のほぼ中央部，左主気管支の3ヵ所に狭窄を認める．

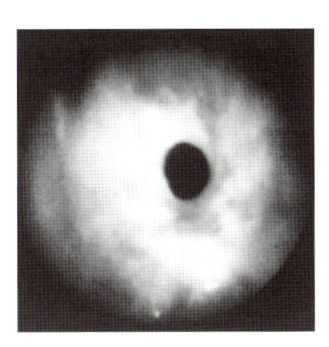

症例3図c 気管支鏡所見
声門下腔の狭窄を観察したところである．全周性に狭窄し，気管支鏡が通過しないため，気管中央部，左主気管支の狭窄は観察できなかった．

症例3図d 呼吸音図

上段は時間軸を100 msに拡大した呼吸音図である．下段は上段の呼吸音を周波数分析したものであるが，200 Hz付近の連続性ラ音であった．

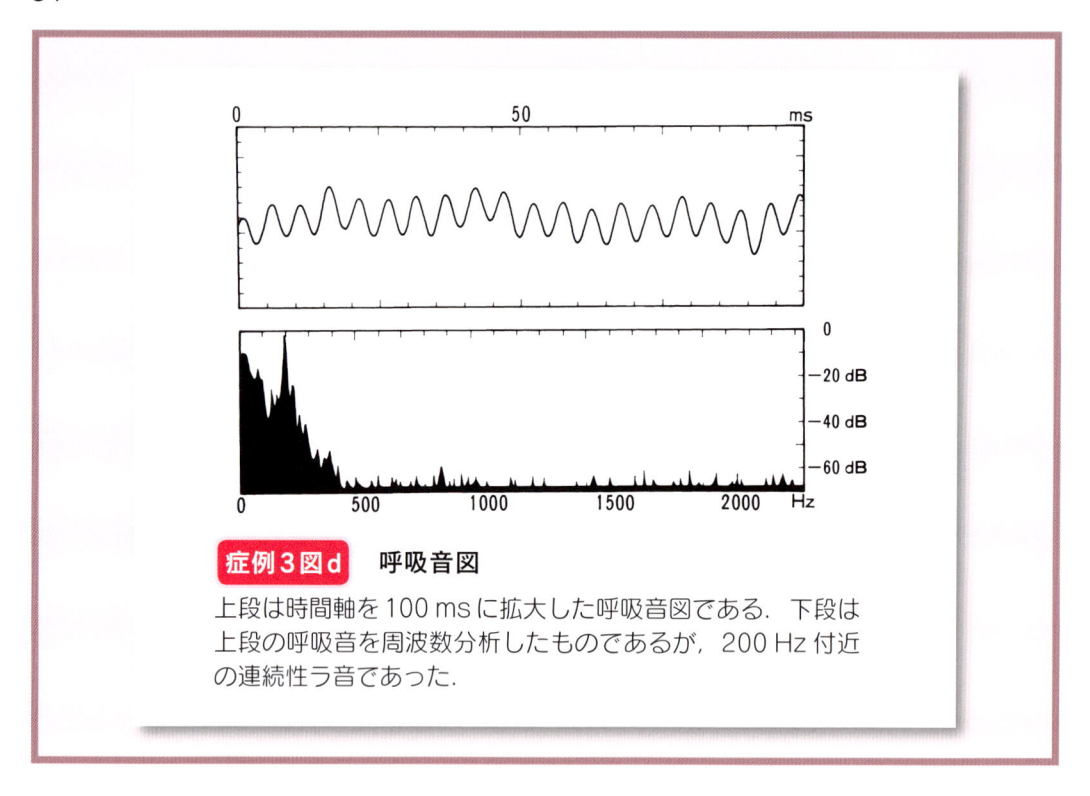

　図dにこの呼吸音を周波数分析した呼吸音図を示した．典型的な喘息症例で聴取されるpolyphonicな高音性連続音（400 Hz）と異なり，200 Hz付近のmonophonicな低音性連続音であった．

症例4 CD38

甲状腺癌気管浸潤による気管狭窄の手術前後の呼吸音

症例は72歳，女性．主訴は血痰，呼吸困難．現病歴は1月に血痰があり，近医を受診．止血薬の投与を受け，軽快した．その後8月に呼吸困難が出現し，血痰も頻回となったため，他院を受診．甲状腺癌気管浸潤と診断され，当院を紹介され，入院となった．

この症例の気管支鏡所見（**図a**）は前壁からの腫瘍（甲状腺癌）により気管が高度に狭窄していた．

この症例の呼吸音は頸部でもっとも強く連続性ラ音が聴取され，右下肺野および左下肺野ではこの連続性ラ音は非常に弱く聴取された．

健常者において頸部で収録した気管音を分析した呼吸音図を**図b**に示した．

図cはこの症例において聴取された気管狭窄音を分析したものである．1000 Hz周辺のスペクトルピークが著明に上昇している．

この症例では甲状腺癌とともに気管狭窄部を切除し，気管を端々吻合した．術後4週の気管支鏡所見を**図d**に示す．

図eは術後4週に収録した呼吸音を分析したものである．

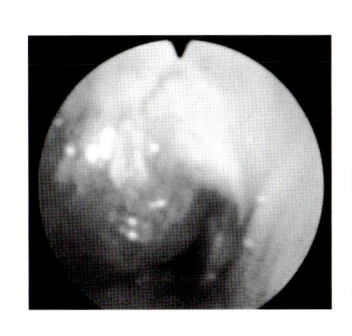

症例4図a 気管支鏡所見
気管支鏡所見では甲状腺癌が気管に浸潤し，腫瘍がポリープ状に突出し，気管が狭窄している．

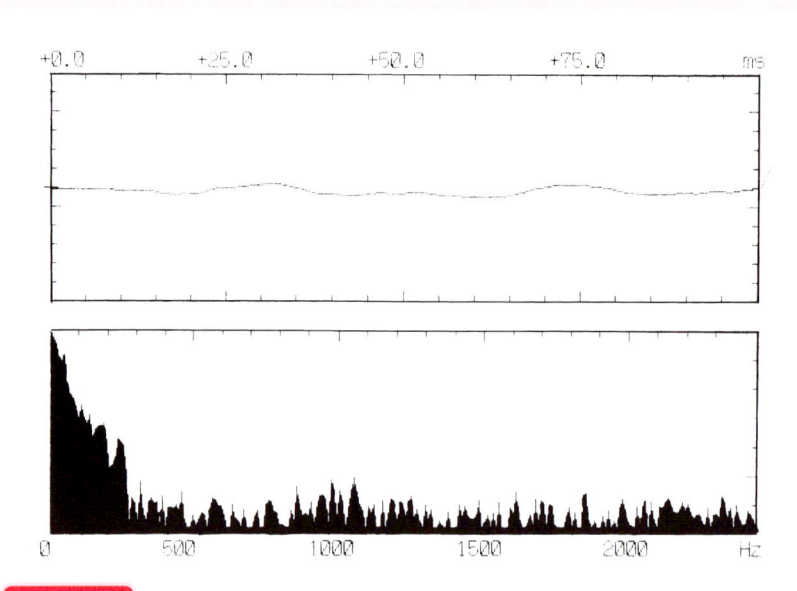

症例4図b 呼吸音図

正常者の呼吸音図である．上段は気管音で口腔気流速度0.2 L/sのときの時間軸波形である．下段はこの気管音を周波数分析したものである．0 Hz付近を最大として500 Hz付近にかけて周波数スペクトルのパワーが減少していた．また1000 Hz付近で最大が－47 dBの小さな周波数成分がみられる．

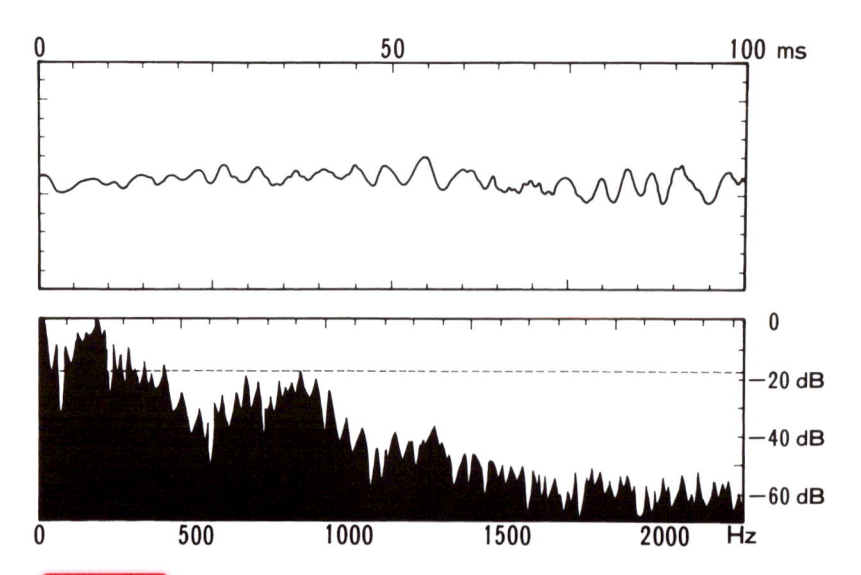

症例4図c 呼吸音図

この症例の呼吸音図である．上段は口腔気流速度0.2 L/sのときの気管音の時間軸波形であるが健常者と比べて小刻みで周波数の高い成分が認められる．下段はこれを周波数分析したものである．健常者と比較して1000 Hz付近のスペクトルのピークが最大－18 dBまで著明に増大している．

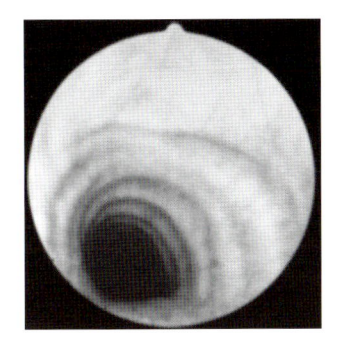

症例4図d　気管支鏡所見（術後）

術後4週の吻合部である．術前に認められた狭窄はなく，スムースな吻合部である．

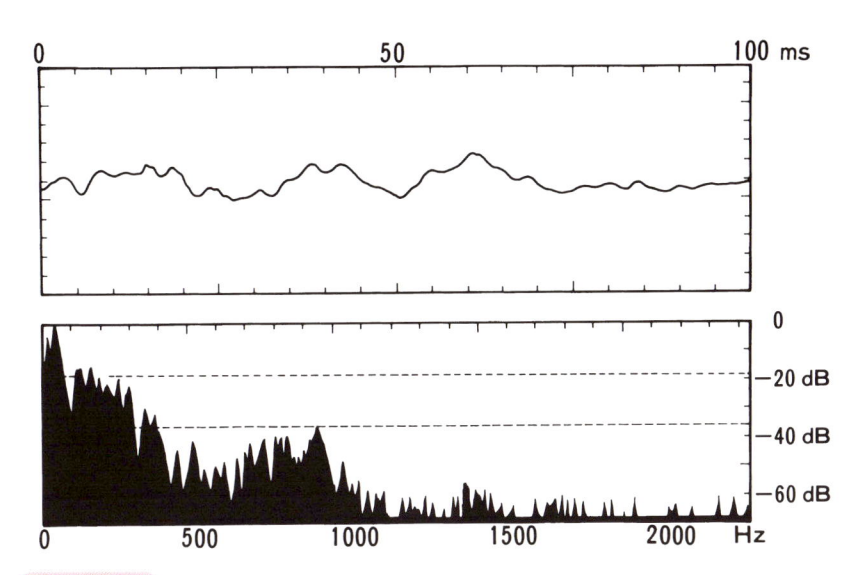

症例4図e　呼吸音図（術後）

上段の呼吸音図では術前に認められた小刻みで周波数の高い波形はほとんどみられなくなっている．下段では術前にみられた1000 Hz付近のスペクトルのピークが－35 dBまで減少している．

症例 5 CD39

気管支カルチノイドによる右主気管支閉塞の呼吸音

　症例は35歳，女性．主訴は呼吸困難，血痰．現病歴は34歳時（8月ごろ）から階段昇降時に呼吸困難が出現し，近医により喘息と診断されて，1年余り喘息の治療を受けていた．しかし，症状は軽快せず，11月からは時々血痰を認めるようになった．翌年9月他院で右中下葉の無気肺を指摘されて気管支鏡検査を受け，右主気管支を閉塞する腫瘍を発見された．生検で癌とのみ診断され，10月当院を紹介され入院となった．

　入院時胸部X線写真（**図a**）では軽度の右肺の容量減少がみられ，気管は右側に偏位し，右主気管支入口部に腫瘍影が認められた．

　気管支鏡所見（**図b**）は腫瘍の表面は平滑で，発赤と毛細血管の増生が軽度に認められた．腫瘍は右主気管支を閉塞していたが，呼吸性に移動し，ポリープ状に発育したものと考えられた．

　図cに手術前の呼吸音を分析した呼吸音図を示した．

　手術所見：腫瘍2.5×2.5×1.8cm大で直径3mmの茎を有し，分岐直後の上葉支膜様部から発生してポリープ状に気管支内に発育していた．腫瘍とともに右主気管支，上葉支，中間気管支幹の一部を切除した．**図d**にこの症例に行った再建術式の模式図を示した．

　この症例の術後経過は良好で左右差はあるものの右肺の換気も良好に回復した．**図e**に術後の気管支造影写真を示した．吻合した気管支に狭窄はなく，吻合部の治癒は良好である．

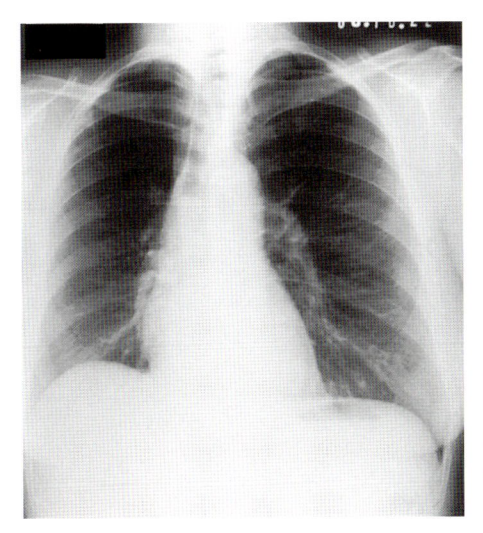

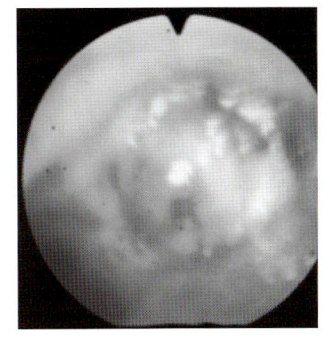

症例5図b 気管支鏡所見
腫瘍は右主気管支の大部分を閉塞している．

症例5図a 入院時胸部X線写真
右主気管支から中幹に腫瘍影を認める．

症例5図c 呼吸音図
最上段は吸気相，呼気相を示している．中段は左の呼吸音，下段は右の呼吸音である．呼吸音図の波形から，吸気時の右の呼吸音は左に比べ著しく減弱していることがわかる．

症例5図d 手術の模式図

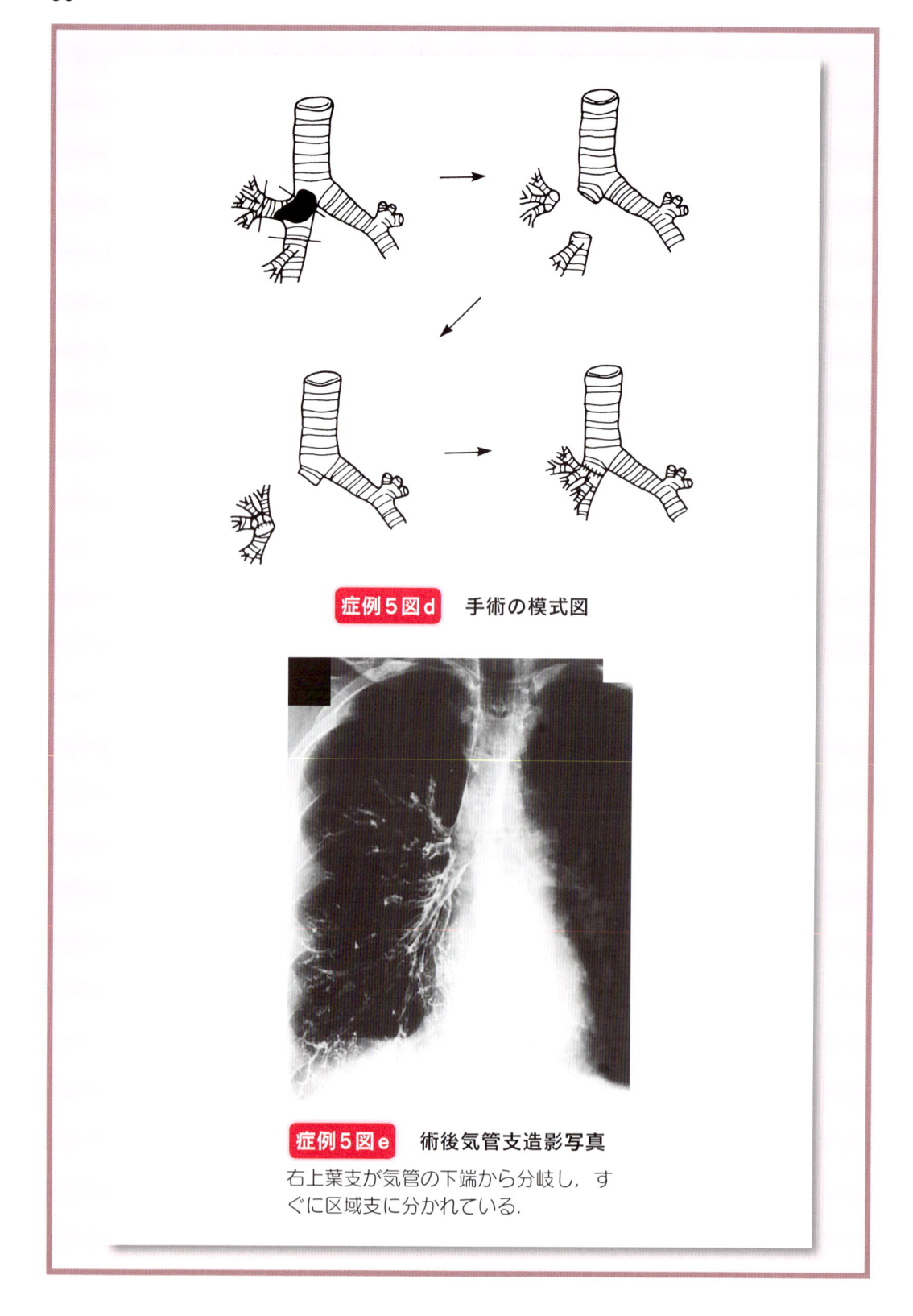

症例5図e 術後気管支造影写真
右上葉支が気管の下端から分岐し，すぐに区域支に分かれている．

症例6 CD40

肺癌による気管支狭窄の低音性連続性ラ音

　症例は63歳，男性．主訴は呼吸困難．62歳時（2月）より，発熱，咳嗽が出現し，近医にて投薬を受けた．その後も症状が軽快しないため，同年8月当院外来を受診し，精査目的で入院となった．入院後気管支鏡検査にて肺癌（扁平上皮癌）と診断され，化学療法（CDDP，MMC，VDS）を受けた．翌年2月より放射線療法（60 Gy）を施行後，症状が軽快し，外来で抗癌剤の内服治療を行っていたが，10月呼吸困難が出現し，胸部X線写真上右主気管支の狭窄が疑われ，YAGレーザーによる治療の目的で入院となった．

　聴診所見は右肺門部および背部で喘息様の連続性ラ音を聴取した．

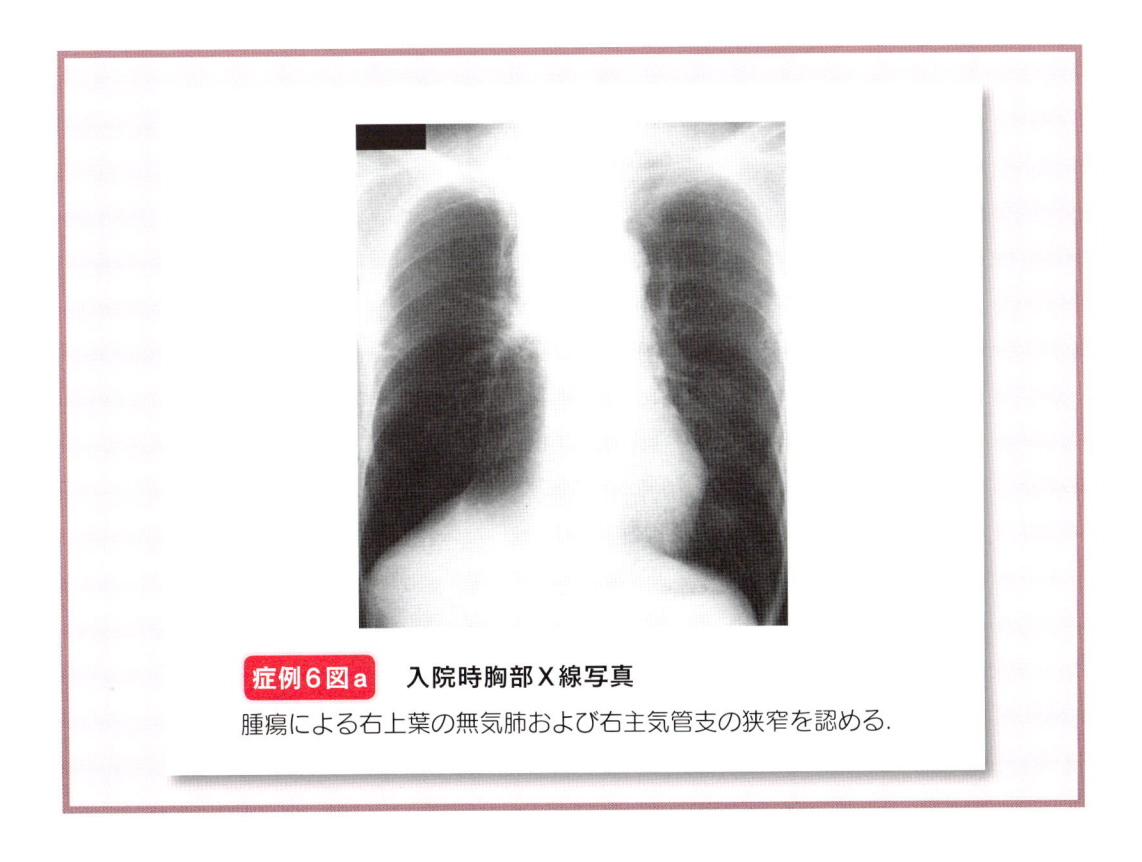

症例6図a　入院時胸部X線写真
腫瘍による右上葉の無気肺および右主気管支の狭窄を認める．

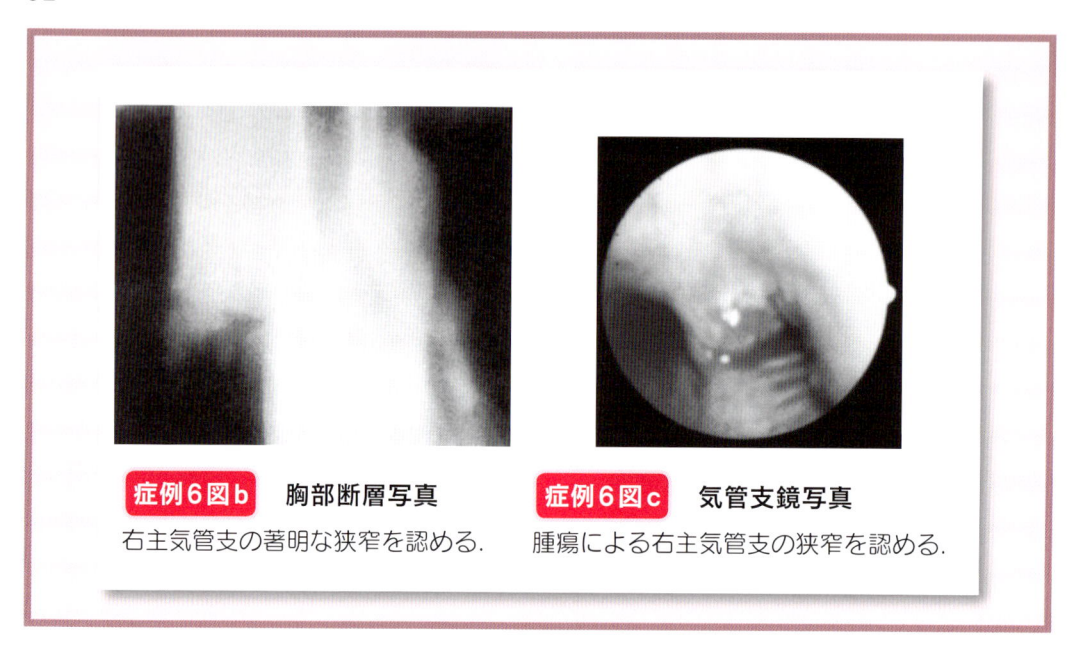

症例6図b 胸部断層写真
右主気管支の著明な狭窄を認める．

症例6図c 気管支鏡写真
腫瘍による右主気管支の狭窄を認める．

　入院時胸部X線写真（図a）では増大した腫瘍による右上葉の無気肺および右主気管支の狭窄を認めた．また胸部断層写真（図b）では右主気管支の狭窄を認めた．

　気管支鏡所見（図c）は右主気管支内に腫瘍による狭窄を認めた．

症例7 CD41 　右下葉切除後の断端瘻の呼吸音

　症例は66歳，男性．主訴は発熱．65歳時12月17日肺癌（扁平上皮癌）にて右下葉切除術およびリンパ節郭清を施行した．術後経過良好のため，翌年1月24日退院．その後自宅で安静にしていた．

　2月3日微熱が出現し，近医で抗生物質の投与を受けたが，咳嗽，喀痰を認めるようになったため，2月7日当科を受診し，入院となった．

　入院時胸部X線写真（図a）では右下肺野にニボーを認め，左中肺野に肺炎様陰影を認めた．喀痰検査にて*Staphylococcus aureus*が検出されたため，肺炎と診断し，治療を開始した．

　その後も発熱が続き，聴診所見で右下肺野背部で鑵子音を聴取したために，気管支鏡検査を行った．

　気管支鏡所見（図b）は右下葉気管支断端縦隔側に4～5mm大の瘻孔を認め，鑵子音はこの断端瘻が原因と考えられた．

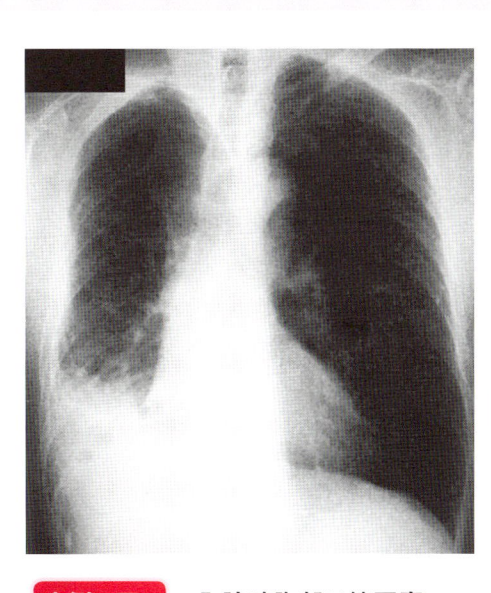

症例7 図a 入院時胸部X線写真
右下肺野にニボー認め，左中肺野に肺炎様陰影を認めた．

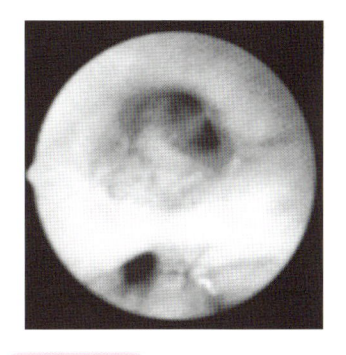

症例7 図b 気管支鏡所見
右下葉気管支断端縦隔側に4～5mm大の断端瘻を認める．

症例8 CD42

肺動静脈瘻の血管性雑音

　症例は47歳，女性．主訴は労作時呼吸困難．現病歴は10年前労作時呼吸困難があり，近医を受診したところ，多発性肺動静脈瘻（家族歴からRendu-Osler-Weber病）の診断を受けた．以後外来で経過を追っていたが，労作時呼吸困難がしだいに増悪し，本年1月当科へ入院となった．

　家族歴では長女に肺動静脈瘻の手術歴がある．

　聴診所見は右下肺野背部で血管性雑音を聴取した．

　血液ガス分析所見はPH 7.449, PaO_2 48.0 Torr, $PaCO_2$ 31.3 Torrと低酸素血症を認めた．

　入院時胸部X線写真（図a）は両肺野に多発性の腫瘤影を認める．

　血管造影写真（図b）は右下肺野に大きな動静脈瘻を認め，そのほかに両肺野に多数の動静脈瘻を認めた．

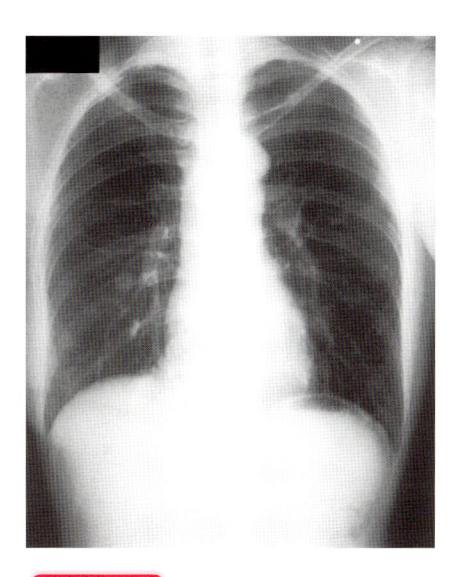

症例8図a 入院時胸部X線写真

両肺野に多発性の腫瘤影を認める．

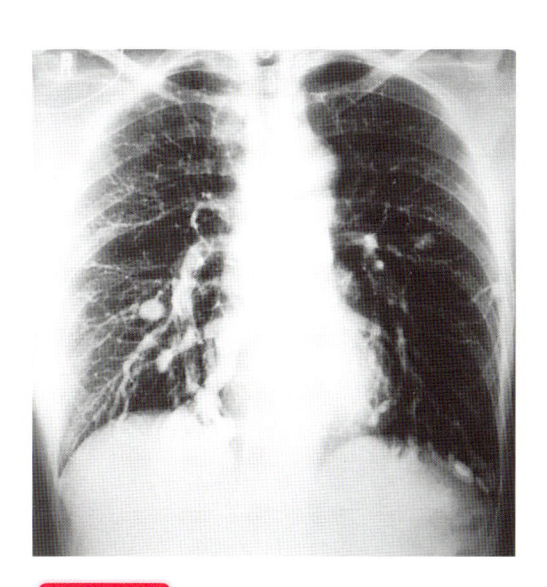

症例8図b 肺血管造影写真

右下肺野に大きな動静脈瘻を認め，そのほかに両肺野に多数の動静脈瘻を認めた．

症例9
CD43

結核性気管気管支狭窄の手術前後の呼吸音

　症例は42歳，女性．主訴は呼吸困難．現病歴は18歳時に肺結核のため3ヵ月入院（詳細不明）．33歳の妊娠時に喘鳴が出現し，気管支喘息と診断された．37歳時に肺炎のため入院した際も喘息を指摘された．41歳時より呼吸困難が強くなったため，前医受診しCTで気管・右主気管支に狭窄を認めた．気管支鏡検査にて気管・気管支結核と診断され，当科を紹介され受診となった．

　胸部X線写真（**図a**）は左右両肺野に異常を認めないものの気管気管支

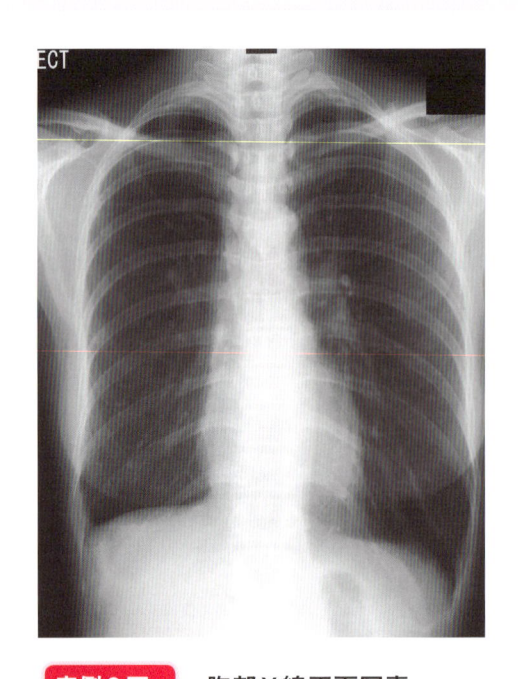

症例9図a　胸部X線正面写真
下部気管および分岐部周辺の気管気管支の透亮像が不鮮明になっている．

の透亮像が下部気管，気管分岐部付近ではっきりしない．胸部CT写真では下部気管，気管分岐部に高度の狭窄を認めた．肺機能検査ではVC 2.88 L，%VC 98.8%，$FEV_{1.0}$ 0.70 L，$FEV_{1.0}$% 24.6%であった．

血液ガス分析はPH 7.44，PaO_2 95.0 Torr，$PaCO_2$ 42.2 Torrであった．

気管支鏡所見（**図b**）は下部気管に著明な狭窄を認め，5 mm径の気管支鏡が通過しないため，気管分岐部は観察できなかった．3 mm気管支鏡でさらに末梢を観察すると，狭窄の先は2気管軟骨輪正常な気管があったのちに気管分岐部直上から再び狭窄していた．

呼吸音は頸部でもっとも強く連続性ラ音が聴取された．

聴取された呼吸音を分析（**図f参照**）すると振動波形（上側）は著明な増幅を認めた．

この症例に対しては気管狭窄部切除術および気管分岐部再建手術に加

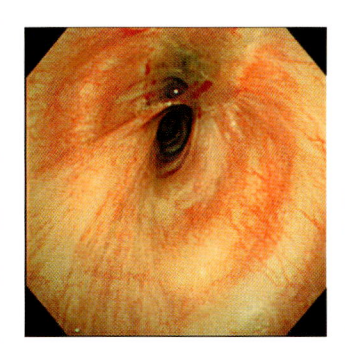

症例9図b　気管支鏡所見
下部気管の狭窄部を観察したところであるが狭窄が著明で気管支鏡が通過できないため，分岐部は観察できない．

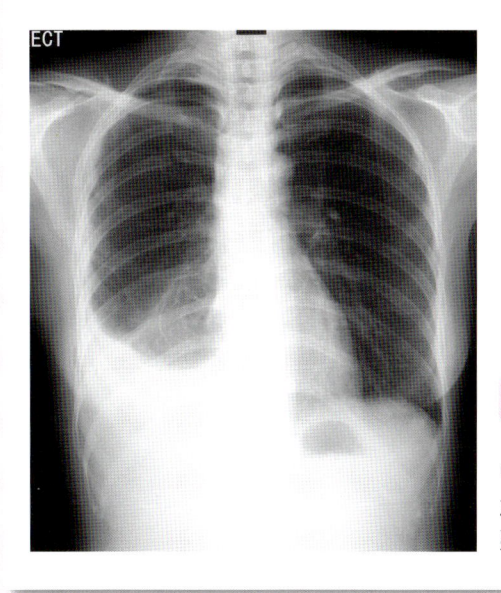

症例9図c　胸部正面X線写真（術後）
中下葉切除後のため，右肺に胸水が貯留している．気管気管支の透亮像が鮮明となっている．

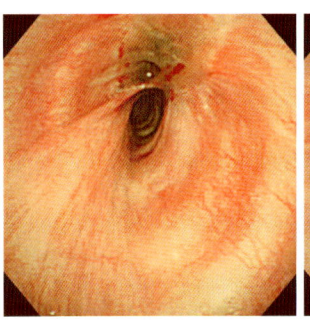

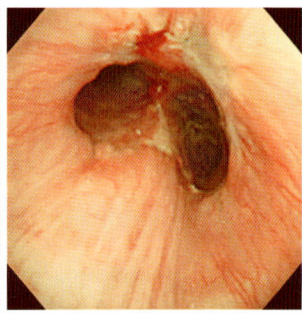

症例9図d　手術前後気管支鏡所見

左側は手術前の狭窄部を観察したところである．右側は術後に気管分岐部を観察したところである．気管分岐部手前，2気管軟骨輪の部位に縫合線がみられる．左右主気管支が同じように開大している．

えて右中下葉切除術（右中間気管支幹が著明に狭窄していたため）を行った．

術後胸部X線写真（**図c**）では中下葉切除後のため，右肺は上葉のみとなり，小さくなっているが，気管分岐部付近の透亮像は明瞭となっている．

術後気管支鏡所見（**図d左**）は気管分岐部の狭窄が解除され，左右主気管支が同じように開大している．

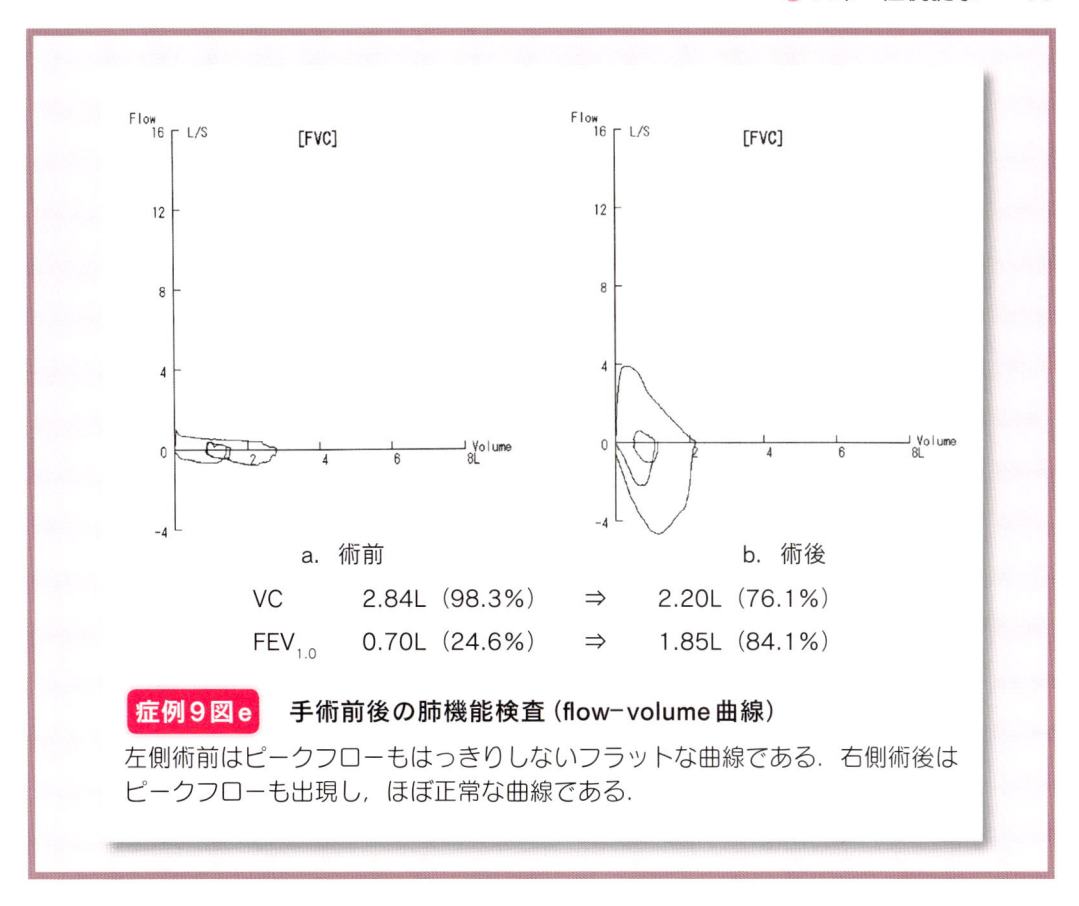

	a. 術前		b. 術後
VC	2.84L (98.3%)	⇒	2.20L (76.1%)
$FEV_{1.0}$	0.70L (24.6%)	⇒	1.85L (84.1%)

症例9図e 手術前後の肺機能検査（flow-volume曲線）

左側術前はピークフローもはっきりしないフラットな曲線である．右側術後はピークフローも出現し，ほぼ正常な曲線である．

　術後肺機能検査ではVC 2.20 L，%VC 76.1%と手術の影響により低下していたが，$FEV_{1.0}$ は1.85 L，$FEV_{1.0}$% 89.1%と著明に改善していた．術後flow-volume曲線もピークフローが著明に改善し，正常なパターンに回復している（図e）．

　術後の呼吸音は頸部で最強点を有する連続性ラ音は消失し，正常な気管音が聴取された．

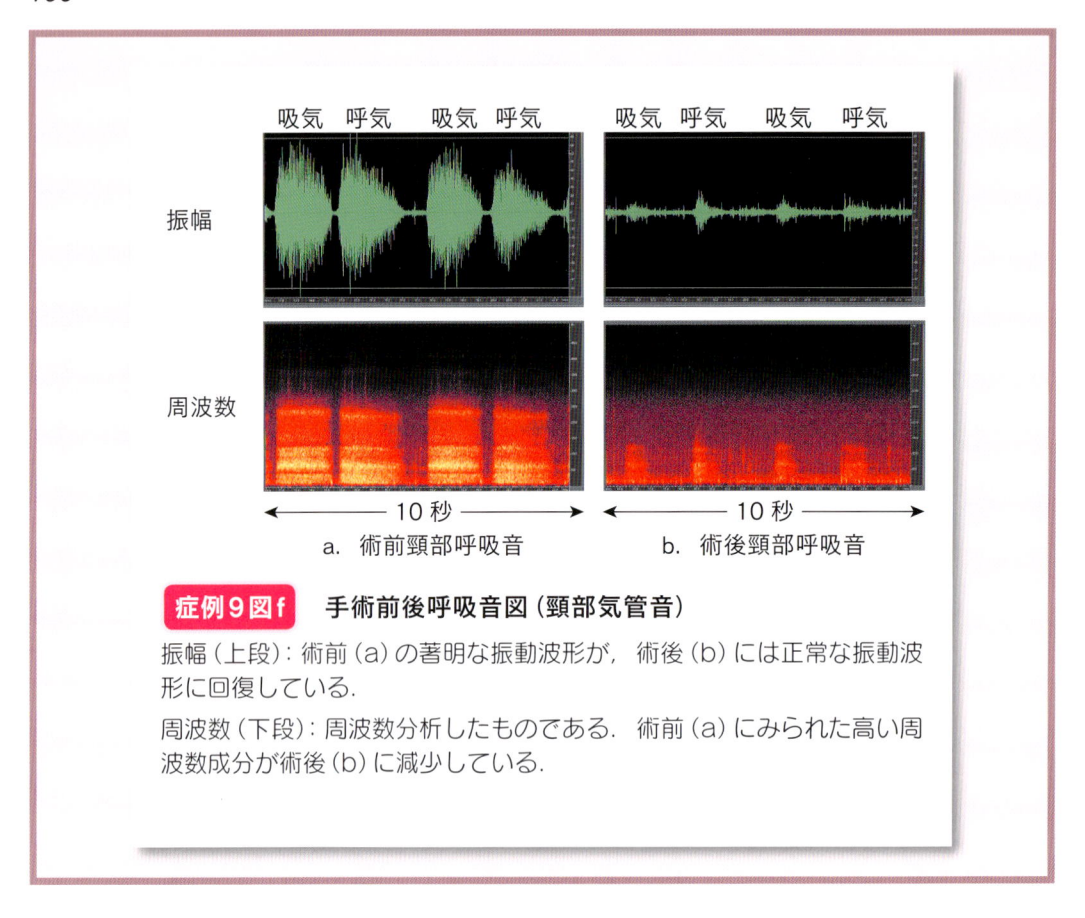

吸気 呼気 吸気 呼気	吸気 呼気 吸気 呼気
a. 術前頸部呼吸音	b. 術後頸部呼吸音

症例9図f 手術前後呼吸音図（頸部気管音）

振幅（上段）：術前（a）の著明な振動波形が，術後（b）には正常な振動波形に回復している．

周波数（下段）：周波数分析したものである．術前（a）にみられた高い周波数成分が術後（b）に減少している．

　呼吸音図による分析（図f）でも術前にみられた振動波形は正常な波形に回復し，周波数分析でも手術前にみられた1000 Hz付近の増大した成分が正常に復している．

症例10 CD44

放射線性肺臓炎における治療前後の呼吸音

　症例は83歳, 男性. 主訴は呼吸困難. 現病歴は82歳時(7月)胸部X線写真上左中肺野に腫瘤状陰影を認めた. 諸検査にて肺癌と診断, 外科治療を勧めたが, 高齢のため放射線治療を行うことにした.

　放射線治療60 Gy施行(同年8月17日～9月18日)腫瘍は縮小し, 外来で経過を観察した. 11月までの外来での経過は順調であったが, 12月15日息苦しさを訴えて来院. 胸部X線写真上放射線性肺臓炎(radiation pneumonitis)が疑われ, 入院となった. 既往歴は71歳時(5月)肺癌(扁平上皮癌)にて右上葉切除術を受けている.

　胸部X線正面写真では左中肺野に2 cm大の腫瘤状陰影を認める. 胸部CTスキャン(図a)でも左下葉S6に2 cm大の腫瘤状陰影を認めた.

　放射線治療後2ヵ月の胸部X線写真(図b)では左中肺野の腫瘤状陰影は縮小し, 肺野に放射線照射による影響はみられない.

　同年12月に呼吸困難を訴えて来院. 胸部X線写真(図c)では左中肺野に索状陰影を認め, 下肺野に透過性の低下を認める. 胸部CTスキャン(図d)では左中肺野に腫瘤状陰影と周辺にすりガラス状陰影を認め, 放射線性肺蔵炎と診断した.

　入院時血液検査所見ではWBC 9000/mm^3, CRP 5.6 mg/dL, KL-6 1295 U/mLであった.

　入院時胸部の聴診所見は前胸部, 背部において左肺野を中心とする粗い断続性ラ音(coarse crackle)を聴取した.

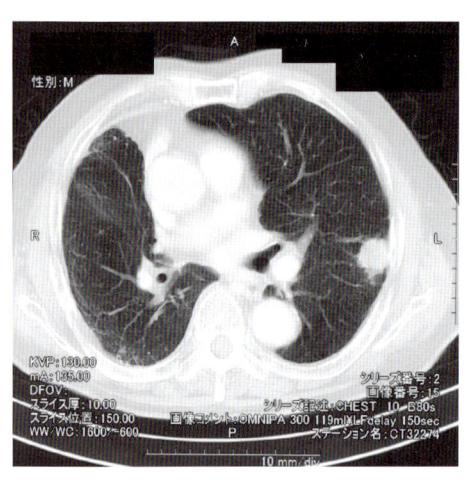

| 症例10図a | 胸部CTスキャン |

左下葉S6に2cm大の腫瘤を認める．

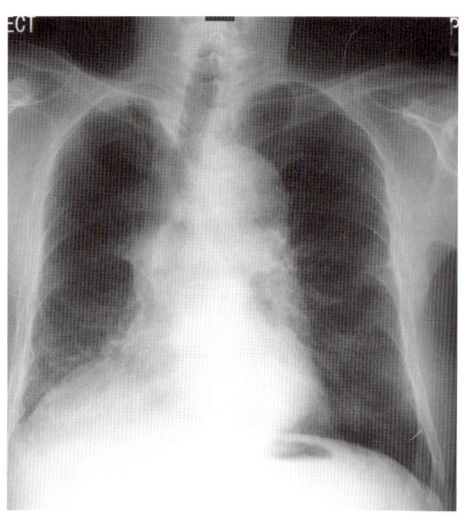

| 症例10図b | 胸部X線正面写真 |

左中肺野の腫瘤状陰影は縮小しているが，そのほかの肺に放射線照射の影響はみられない．

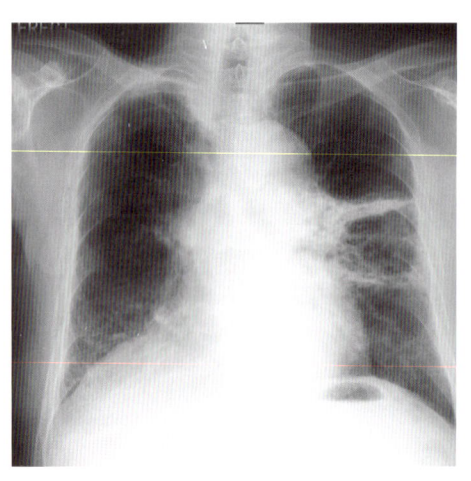

| 症例10図c | 胸部X線正面写真 |

左中肺野に2本の索状陰影を認め，左下肺野の透過性の低下を認める．

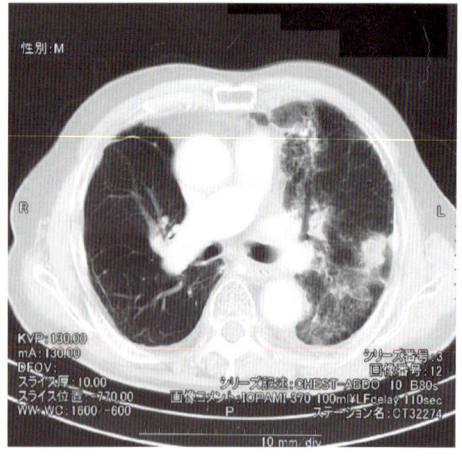

| 症例10図d | 胸部CTスキャン |

左中肺野に腫瘤状陰影を認め，周辺にすりガラス状陰影を認める．

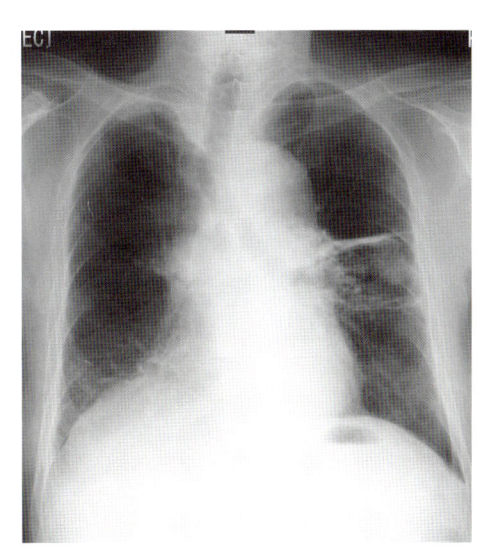

症例10図e 胸部X線正面写真（治療後）
2本の索状陰影が縮小し，左下肺野のすりガラス状陰影も消失している．

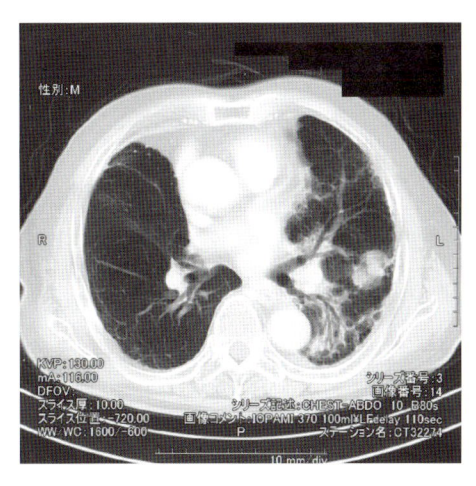

症例10図f 胸部CTスキャン（治療後）
左中肺野に腫瘤を認めるが，周辺のすりガラス状陰影は軽快している．

　入院後，放射線性肺臓炎と診断し，ステロイド60 mg/dayの投与を開始した．約2週間の治療により，呼吸困難も軽快し，退院した．

　発症後1ヵ月経過したときの胸部X線写真（図e）は索状陰影も縮小していた．胸部CTスキャン（図f）はすりガラス状陰影も軽快している．

　この時点の呼吸音ではcrackleはほぼ消失していた．

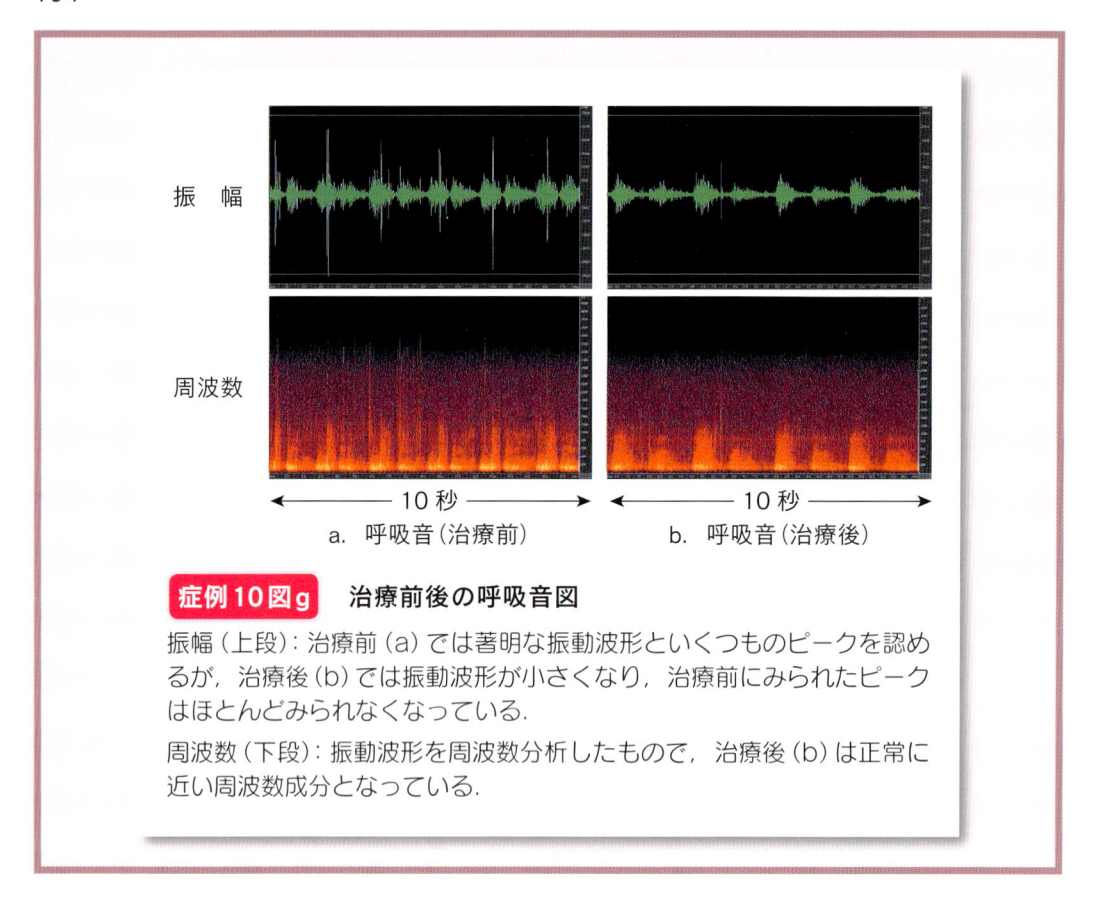

振　幅		
周波数		
	←―― 10秒 ――→	←―― 10秒 ――→
	a. 呼吸音（治療前）	b. 呼吸音（治療後）

症例10図g　治療前後の呼吸音図

振幅（上段）：治療前（a）では著明な振動波形といくつものピークを認めるが，治療後（b）では振動波形が小さくなり，治療前にみられたピークはほとんどみられなくなっている．

周波数（下段）：振動波形を周波数分析したもので，治療後（b）は正常に近い周波数成分となっている．

　呼吸音図（図g）による分析でも，治療前にみられたいくつものピークが治療後はほとんどみられなくなり，振動波形も小さくなっている．また周波数成分も治療により正常に近い周波数成分となっている．

症例11 CD45

細菌性肺炎の断続性ラ音

　胸部X線写真で，右中肺野に辺縁不鮮明な肺野濃度上昇を認める（**図a**）．

　聴診では，吸気に数個の粗い断続性ラ音（coarse crackle，水泡音）を認め，音の大きさはさまざまである．吸気前半に"キュー"という音であるスクウォークが出現する呼吸がある．呼気にも少数の粗い断続性ラ音（coarse crackle，水泡音）を聴取する（録音1）．

　中等度改善時でも，吸気で多数の粗い断続性ラ音（coarse crackle，水泡音）が残存している．スクウォークは吸気後半に出現している（録音2）．

　退院時（改善時），胸部X線写真はほぼ正常化した（**図b**）．聴診では吸気にわずかに水泡音が残存している．細かい断続性ラ音（fine crackle，捻髪音）と紛らわしく聴取される（録音3）．

　一般に細菌性肺炎では粗い断続性ラ音（coarse crackle，水泡音）を聴取する．非定型肺炎（マイコプラズマ肺炎，クラミジア肺炎，ウイルス性肺炎など）では，細かい断続性ラ音（fine crackle，捻髪音）を聴取する．

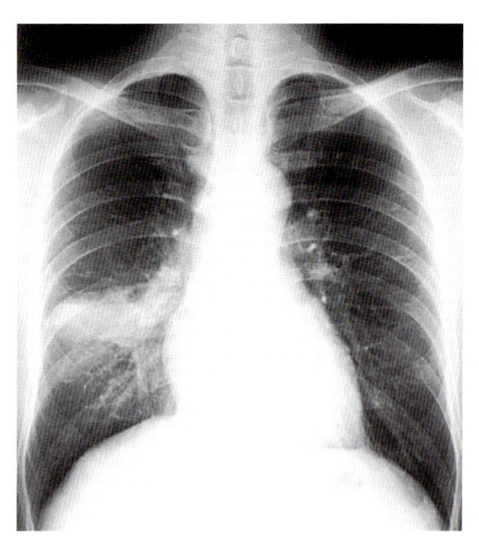

症例11図a 入院時の胸部X線写真
右中肺野に辺縁不鮮明な肺野濃度上昇を認める．

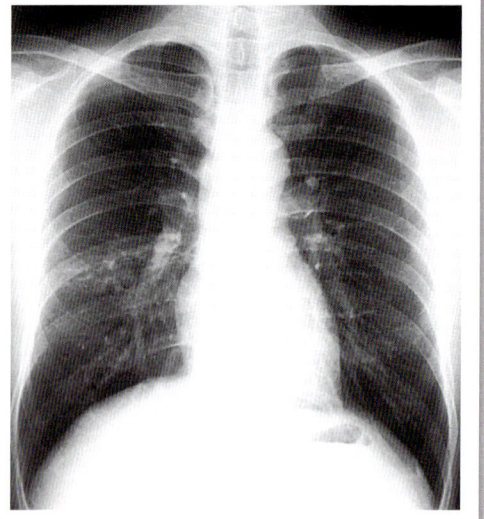

症例11図b 退院時の胸部X線写真
退院時には右中肺野にわずかに線状陰影を残すのみである．

症例12 CD46

肺水腫の断続性ラ音

　著明な肺水腫（**図a**）ではブツブツとした粗い断続性ラ音（coarse crackle，水泡音）が吸気に多数聴取される．肺内での音の伝達が亢進しているため，この粗い断続性ラ音（coarse crackle，水泡音）はやや高い音に聴取される．気道にも浮腫が生じるため，呼気では連続性ラ音も出現している．呼吸が荒いことが容易に判別できる（録音1）．肺水腫が中等度改善する（**図b**）と，粗い断続性ラ音（coarse crackle，水泡音）の数は著しく減少し，吸気，呼気ともに数個の粗い断続性ラ音（coarse crackle，水泡音）を聴くのみである（録音2）．肺胞呼吸音が軽度に気管支呼吸音化しているのが聴取される（録音2）．さらに肺水腫が改善すると，粗い断続性ラ音（coarse crackle，水泡音）は全く消失する（録音3）．

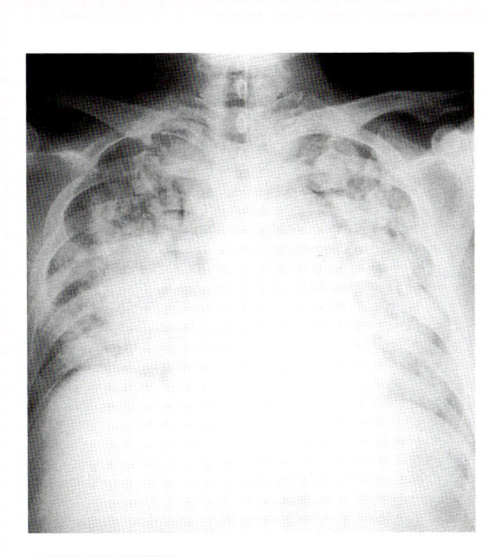

症例12図a 肺水腫発症時の胸部X線写真
全肺野に肺水腫による肺胞性陰影が出現している．

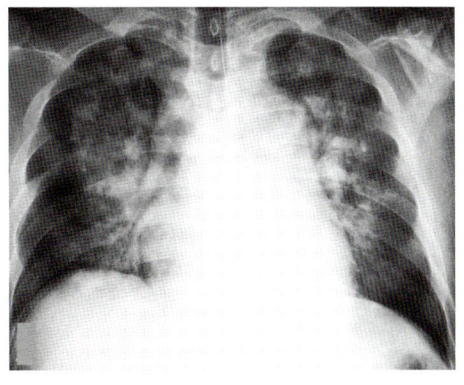

症例12図b 中等度改善時の胸部X線写真
外側の肺野陰影は著明に軽減している．また，肺門部周囲の陰影は残存している．

症例13 CD47

皮下気腫の音

　皮下気腫(図a)では聴診器を皮膚に押しつける際に，細かい断続性ラ音(fine crackle，捻髪音)に類似したメリメリ，プチプチとした音が聴取できる(録音)．聴診器を皮膚から離すときにはほとんど聞こえない．

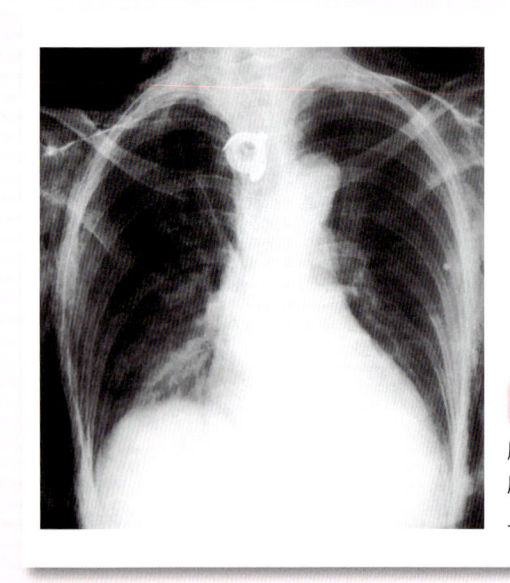

症例13図a　皮下気腫の胸部X線写真
皮下気腫の空気が頸部周囲，肋骨周囲の皮下に黒い陰影として認められる．気管上には気管切開チューブが写っている．

症例14
CD48

自然気胸の呼吸音

　胸部X線写真で左肺の気胸を認める．気胸（黒く見える部分）により左肺は虚脱している．心・縦隔の体側（右側）への偏位を認める（**図a**）．

　肺野の聴診では，肺胞呼吸音が左肺野で減弱している（録音）．

　録音にはないが，声音聴診（声音振盪）は減弱する．しかし，呼吸音，声音の減弱には音質の変化は伴わず，山羊声（エゴフォニー）を認めない．

　気胸では，①肺の虚脱，容積の減少，②肺胞換気の低下，③気胸の空気による音の伝達低下・反射などが生じる．①，②により呼吸音の発生が低下し，③により胸壁上で聴かれる呼吸音や声音がさらに減弱すると考えられる．

　気胸側の空気は座位あるいは立位で，上肺野に集まる．これらの体位では，上肺野を聴診すると呼吸音減弱所見を検出しやすい．

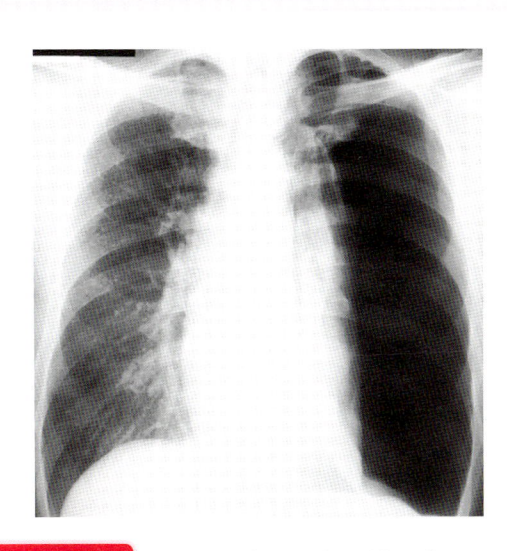

症例14図a　自然気胸の胸部X線写真
左肺の気胸である．気胸により左肺は虚脱している．
心・縦隔の対側（右側）への偏位を認める．

症例15

CD49, 50
［動画：Disc Bに収録］

喘息の頸部聴診

　喘息では頸部における最大呼気位付近の聴診が有用である．検者は患者に「軽く息をすって，ゆっくり吐いて〜〜全部吐いて〜〜」と声かけし，吐き切るまで十分な呼出をさせる（**図a**）．肩や大腿を指先で軽くトントンとたたいて呼出の指示を伝えるのもよい．検者は頸部気管上に聴診器を当て，最大呼気位付近を特に注意深く聴診する．この聴診法の実例を示す．

　症例は74歳の非喫煙女性で，40年前から気管支喘息と診断されており，咳を訴えて受診した．通常のリズムの頸部聴診では，ラ音は検出されなかった（CD49）．次に頸部聴診により最大呼気位付近の聴診を行うと著明な連続性ラ音が聴取された（CD50）．

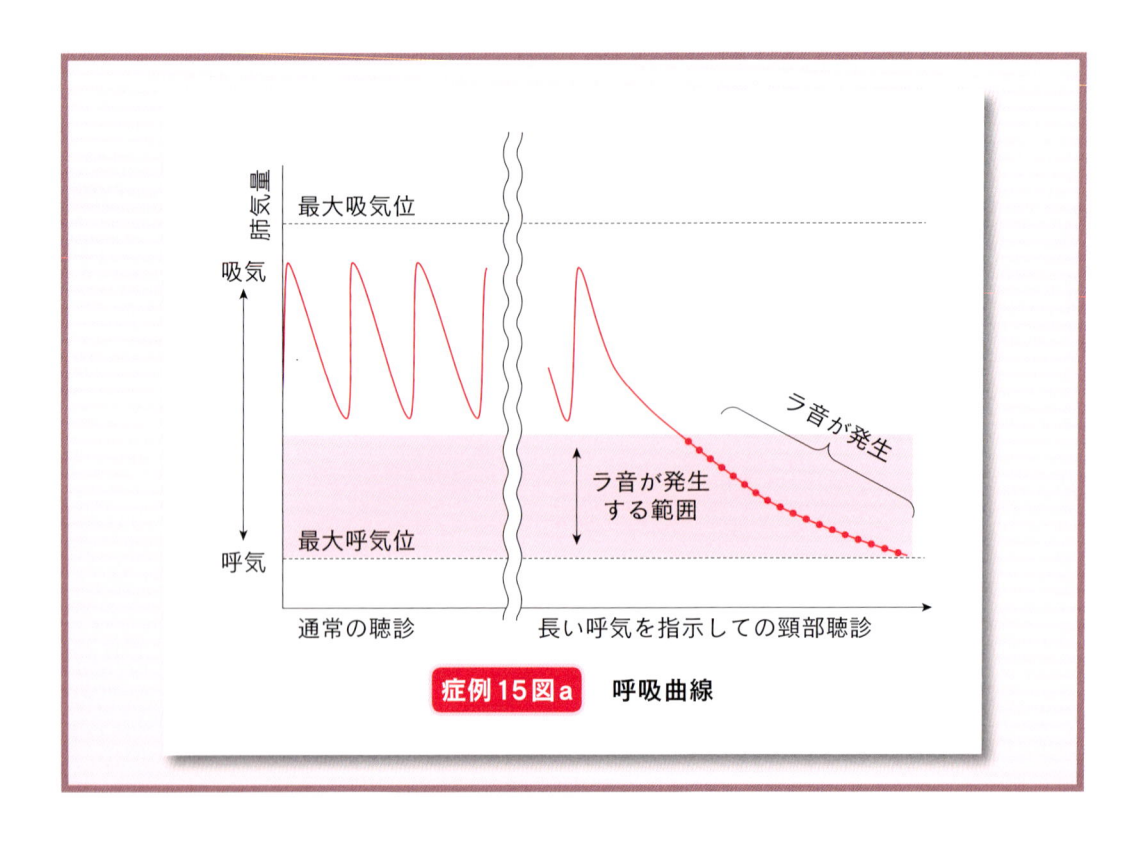

症例15図a　呼吸曲線

この聴診法では患者に咳や喘鳴といった不快な症状を誘発させやすく，以下の点に配慮する．まず，聴診部位は頸部で行う．頸部気管音は下気道全体における連続性ラ音のスクリーニングに適しており，最低限の施行回数で聴診を終わらせることができる．また，この聴診法は努力呼出（forced expiration）ではなく，緩徐に呼出する（slow expiration）方法で行う．努力呼出による不快感を避けるためと，努力呼出では健常者でも連続性ラ音が発生することがある[48]ためである．なお，この聴診による咳や喘鳴などの症状は一過性であり大きな問題とはならない．

参考文献

1) Laennec RTH: A Treatiseon the Disease of the Chest, in which they are described according to their anatomical characters, and their diagnosis established on a new principle by means of acoustick instruments. 1821 (translated by John Forbes, Hafner Publishing Company, NewYork, 1962)
2) Waring JJ: The Vicissitudes of Auscultation. Amer Rev Tuber 34: 1-9, 1936
3) Klemperer G: Grundriss der klinischen Diagnostik. 26. Auflage 1931, Berlin, published by Maruzen, Tokyo, 1950
4) Robertson AJ: Rales, Rhonchi, and Laennec. Lancet NO. 6992: 417-423, Aug 31, 1957
5) McKusic VA: Cardiovascular Sound in Health and Disease. Williams & Wilkins. Baltimore, 1958
6) 沖中重雄，高橋忠雄，大島研三：内科診断学 第5版，医学書院，東京，1959
7) 上田英雄，簱野脩一，柳内 嘉：レコードによる肺臓の聴診．南山堂，東京，1962
8) 海老名敏明，金上晴夫，桂 敏樹，田中元直：レコードによる肺の聴診（Ⅰ，Ⅱ），金原出版，東京，1962
9) 吉利 和：内科診断学 改訂版，金芳堂，京都，1968
10) De Remee RA: The Velcro rale. Minn Med 52: 1827, 1969
11) American Thoracic Society Ad Hoc Committee on Pulmonary Nomenclature: Updated Nomenclature for Membership Reaction. ATS NEWS 3: 5-6, 1977
12) Forgacs P: Lung Sounds. Bailliere Tindall, London, 1978
13) 境 久雄：音の大きさ．聴覚と音響心理：音響工学講座6，音響学会編，コロナ社，東京，pp 135-172, 1979
14) Sakula A: RTH Laennec 1781-1826 His Life and Work: a bicentenary appreciation. Thorax 36: 81-90, 1981
15) Fredberg JJ. Holford SK. Discrete lung sounds: Crackles (rales) as stress-relaxation quadrupoles. J Acoust Soc Am 73: 1036-1046, 1983
16) 毛利昌史：正常呼吸音と異常肺音（ラ音と喘鳴）の発生機序．呼吸と循環 31：493-499, 1983
17) Gavriely N, Palti Y, Alroy G, Grotberg JB: Measurement and theory of wheezing breath sounds. J Appl Physiol 57: 481-492, 1984
18) Lehrer S: Understanding lung sounds. WB Saunders, Philadelphia, 1984
19) Loudon R, Murphy JR RLH: Lung Sounds. Amer Rev Respir Dis1 30: 663-673, 1984
20) Seminars in respiratory medicine: Lung sounds (Petty TL, Cherniack RM eds), 6: 157-242, 1985
21) 阿部 直：肺音の分析法．日医師会誌 94：2058-2060, 1985
22) 工藤翔二：肺の聴診の歴史．日医師会誌 94：2056-2057, 1985
23) 塩谷直久：口腔から入力した音による呼吸器系の音響伝達に関する研究．奈良医誌 36：157-

166, 1985
24) 肺の聴診に関する国際シンポジウム．日医師会誌 94：2049-2069, 1985
25) 三上理一郎：ラ音の分類と命名．日医師会誌 94：2050-2055, 1985
26) Kraman SS: Lung sounds for the clinician. Arch Intern Med 146: 1411-1412, 1986
27) Munakata M, Homma Y, Matsuzaki M, Ogasawara H, Tanimura K, Kusaka H, Kawakami Y: Production mechanism of crackles in excised normal canine lungs. J Appl Physiol 61: 1120-1125, 1986
28) 菊池功次，小林紘一，石原恒夫，米丸 亮，横山哲朗：気管狭窄症例の呼吸音図による診断．胸部外科 39：753, 1986
29) 工藤翔二：肺音の分類と命名．最新医 41：1203-1207, 1986
30) 呼吸器疾患 ―最近の診断・研究をめぐって― 肺聴診と肺音．最新医 41：1199-1269, 1986
31) 本間行彦：副雑音（ラ音）の発生機序と生理学的意義．最新医 41：1222-1228, 1986
32) 菊池功次，野守裕明，小林紘一，石原恒夫，米丸 亮，川城丈夫，横山哲朗：喘息と診断されていた結核性気管気管支狭窄の呼吸音の研究．Ther Res 7：892-896, 1987
33) Fraser RG, Pare PD, Fraser RS, Genereux GP: Diagnosis of Diseases of the Chest. 3rd Ed. Saunders, Philadelphia, 1988
34) Murray JF, Nadel JA: Textbook of Respiratory Medicine. WB Saunders, Philadelphia, 1988
35) 菊池功次，小林紘一，石原恒夫，森 正明，川城丈夫，横山哲朗：気管狭窄部面積からみた気管狭窄音の周波数分析．Ther Res 8：1301-1304, 1988
36) 菊池功次，小林紘一，石原恒夫，森 正明，川城丈夫，横山哲朗：気管支狭窄音の周波数分析．Ther Res 9：910-914, 1988
37) Gavreily N, Shee TR, Cugell DW, Grotberg JB: Flutter in flow-limited collapsible tubes: a mechanism for generation of wheezes. J Appl Physiol 66: 2251-2261, 1989
38) Seaton A, Seaton D, Leitch AG: Crofton and Douglas's Respiratory Diseases. 4th Ed. Blackwell Scientific Publications, Oxford, 1989
39) 飯田真美，後藤紘司，八木安生，大島貞男，大角幸男，山本典孝，出口富美子，平川千里：体位性誘発ラ音の血行動態からの検討――呼吸機能正常な虚血性心疾患患者において．呼吸と循環 37：1009-1014, 1989
40) 菊池功次，小林紘一，石原恒夫，森 正明，米丸 亮，川城丈夫，横山哲朗：呼吸音による気管狭窄の検出と気速気量曲線による検出との対比検討．Ther Res 10：4486-4489, 1989
41) 菊池功次，渡辺真純，橋詰寿律，川村雅文，加藤良一，小林紘一，石原恒夫：新しい呼吸音の分類と呼吸器外科患者に聴取された呼吸音の分類．日胸外会誌 37：2532-2537, 1989
42) Walshaw MJ, Nisar M, Pearson MG, Calverley PMA, Earis JE: Expiratory lung crackles in patients with fibrosing alveolitis. Chest 97: 407-409, 1990
43) 長 澄人，濱田 薫，鴻池義純，塩谷直久，樫田 均，成田亘啓，今井照彦，渡辺裕之，大石 元，福岡和也，小山泰弘，藤村昌史，渋谷惇夫：気管支狭窄による連続性ラ音の音響学的性状および伝播特性に関する検討気管支鏡所見との対比において―．気管支学 13：266-274, 1991
44) 米丸 亮，阿部 直，小林弘祐，川城丈夫，横山哲郎：肺・胸郭系における音の伝達特性――実験的胸水による変化．日胸疾会誌 29：829-835, 1991
45) 菊池功次，小林照久，小林紘一，石原恒夫，森 正明，川城丈夫，横山哲朗：聴診上喘息との鑑別が困難であった気管・気管支狭窄音の分析．肺音（呼吸音）研究会誌 36-42, 1992
46) 米丸 亮，川城丈夫：Hamman's signを記録した特発性縦隔気腫の1例．内科 71：139-140, 1993

47) Pasterkamp H, Kraman SS, Wodicka GR: Respiratory sounds. Advances beyond the stethoscope. Am J Respir Crit Care Med 156: 974-987, 1997
48) Homs-Corbera A, Fiz JA, Morera J, Jane R et al: Time-frequency detection and analysis of wheezes during forced exhalation. IEEE Trans Biomed Eng 51: 182-186, 2004
49) 菊池功次，福田祐樹，日向　理，堀口速史，山畑　健，中山光男：外科領域の肺音応用．日本胸部臨床 63：663-670，2004
50) 井上慶明，菊池功次，山畑　健，井澤菜緒子，竹内　健，儀賀理暁，江口圭介，中山光男：結核性気管気管支狭窄の術前後の呼吸音解析．薬理と臨床 20：303-309，2010

索引

欧文

adventitious sounds　25
American Thoracic Society (ATS)　35
breath sounds　25
bronchial sounds　25
bronchovesicular sounds　25
coarse crackle　12, 25
continuous sounds　25
COPD　33, 36, 52, 62
crackle　25
crunching sound　80
discontinuous sounds　25
egophony　65
fast Fourier transform (FFT)　29
fine crackle　13, 25, 46
Forbes　3
forced expiration　111
Gaシンチグラム　47, 49
Hamman's sign　25, 63, 80
Hippocrates　1
International Lung Sound Confernce　5
Laennec　2, 35
monophonic　21, 39
pleural friction rub　25
polyphonic　24, 36
pulmonary adventitious sounds　25
pulmonary vascular murmur　25
Râle　2, 35
radiation pneumopnitis　101
Rassel　4
Rasselgeräusch　35
respiratory sounds　25
rhonchus　3, 21, 25
slow expiration　111
squawk　25, 45
time-expanded waveform　21
tracheal sounds　25
Velcroラ音　46
vesicular sounds　25
Wegener肉芽腫症　45
wheeze　21, 25, 41
^{133}Xeガス　32

和文

あ行

握雪音　61
アスペルギルス症　78
アメリカ胸部疾患学会　35
粗い断続性ラ音　12, 25, 105
安静換気　13
安静呼気位　7, 14
息切れ　47
異常呼吸音　3
いびき　36
イヤーピース　16
ウイルス性肺炎　105
エゴフォニー　109
音の大きさ　18
音の伝達の亢進　107

か行

臥位での聴診　8, 9
喀痰貯留　36
下肺野　11
過敏性肺臓炎　45, 50
カフ　73
ガリウム (Ga) シンチグラム　47, 49
渦流　32

換気シンチグラム 32
換気量 47
間質性肺炎 13
患者の姿勢 8
緩徐呼出 111
乾性咳嗽 47
乾性ラ音 4
間接聴診法 2
関節リウマチ 45, 51
気管・気管支狭窄 36
気管狭窄 85
気管狭窄音 25
気管呼吸音 25, 29
気管支拡張症 12, 36
気管支拡張薬 39
気管支カルチノイド 88
気管支狭窄 21, 22
気管支呼吸音 25, 27
気管支呼吸音化 25
気管支喘息 36, 42
気管支肺胞呼吸音 25, 28
気管切開チューブ 73
気管チューブ 73
気胸 10, 33
器質的狭窄 36
気腫型COPD 33, 34
キセノン(^{133}Xe)ガス 32
気道壁 35
急性肺水腫 57
胸郭の解剖・構造 7
胸水 33, 53, 66
胸部の聴診 11
胸膜摩擦音 25, 61
局所換気量 33, 34
気流速度 35
口元での聴診 12
クラミジア肺炎 105
クリック音 63
頸部呼吸音 11
頸部の聴診 11
結核 78
結核性気管気管支狭窄 82, 96

血管性雑音 25
高音性連続性ラ音 21, 25, 40
口腔での聴診 12
膠原病肺 46
好酸球性肺炎 46
甲状腺癌気管浸潤 85
呼気延長 25
呼吸音 25
呼吸音減弱 109
呼吸音の分類 25, 60
呼吸困難 39, 42, 57
呼吸副雑音 → 副雑音
呼出障害 14
細かい断続性ラ音 13, 25, 46

さ行

細気管支炎 45
細菌性肺炎 105
最大吸気位 8, 14
最大呼気位付近の聴診 110
坐位での聴診 8, 9
サウンドスペクトログラム 21
サルコイドーシス 46
自然気胸 109
湿性ラ音 4
主気管支狭窄 39
上肺野 11
静脈コンプライアンス 52
人工呼吸器 73
心収縮中期 63
振動波形 37
振幅 51
心不全 57
水泡音 25, 105
スクウォーク 25, 45
スクリーニング（連続性ラ音の） 36
ステレオ聴診器 46
スパイログラム 15
声音聴診 65
正常呼吸音 16
石綿肺 45
セミファウラー位での聴診 10

前胸部　11
喘息　82
喘息の頸部聴診　110
喘息発作時　14
層流　31
側胸部　11

た行

体位誘発性ラ音　52
大葉性肺炎　53
多音性　24, 36
単音性　21, 39
断続性ラ音　25
断端瘻　93
チェストピース　10, 16
聴診器　16
聴診器の周波数特性　17
聴診と聴覚　19
直接聴診法　1
低音性連続性ラ音　21, 23, 25
笛声音　25, 41
伝達亢進　34
伝達障害　34
伝達特性　68
特発性間質性肺炎　45, 48
特発性縦隔気腫　63
努力呼出　14, 111
鑵子音　3, 78

な行

捻髪音　4, 25, 46

は行

肺うっ血　52
倍音構造　38
肺音（呼吸音）研究会　5
肺癌による気管支狭窄　91
肺区域　7
肺血管性雑音　25
肺水腫　52, 107
肺水分量　52
肺線維症　13, 45, 48

肺尖部　11
肺動静脈瘻　94
肺部　11
肺胞呼吸音　5, 25, 27, 31
肺葉　7
ばち状指　47
パラコート肺　46
パワースペクトル　21, 29
皮下気腫　108
非定型肺炎　105
頻呼吸　57
フォルマント　67
副雑音　25, 61
副鼻腔気管支症候群　12, 59
閉塞性障害　14, 15
閉塞性肺疾患　36
ベル型　17
ベルクロ　4
母音の構成素音　67
放射線肺臓炎　46, 101
ホン　19

ま行

マイコプラズマ肺炎　105
膜型　17
マジックバンド　46
慢性気管支炎　12
慢性副鼻腔炎　53

や行

山羊声　65, 109
薬剤性肺臓炎　46

ら行

ラ音　25
ラ音分類　60
乱流　32
リーク　74
利尿剤　57
類鼾音　25
連続性ラ音　12, 14, 25
レントゲン陰性の心不全・肺水腫　57

CDによる聴診トレーニング ─呼吸音編─　改訂第2版

1993年3月20日　第1版第1刷発行	監修者　川城丈夫
2010年2月1日　第1版第19刷発行	発行者　小立鉦彦
2011年10月15日　第2版第1刷発行	発行所　株式会社 南 江 堂
2018年12月10日　第2版第4刷発行	〒113-8410　東京都文京区本郷三丁目42番6号
	☎（出版）03-3811-7236　（営業）03-3811-7239
	ホームページ　http://www.nankodo.co.jp/
	振替口座　00120-1-149
	印刷・製本　公和図書

Ⓒ Nankodo Co., Ltd., 2011

定価は表紙に表示してあります．
落丁・乱丁の場合はお取り替えいたします．

Printed and Bound in Japan
ISBN978-4-524-26316-5

本書の無断複写を禁じます．

JCOPY〈（社）出版者著作権管理機構　委託出版物〉

本書の無断複写は，著作権法上での例外を除き，禁じられています．複写される場合は，そのつど事前に，（社）出版者著作権管理機構（TEL 03-3513-6969，FAX 03-3513-6979，e-mail: info@jcopy.or.jp）の許諾を得てください．

本書をスキャン，デジタルデータ化するなどの複製を無許諾で行う行為は，著作権法上での限られた例外（「私的使用のための複製」など）を除き禁じられています．大学，病院，企業などにおいて，内部的に業務上使用する目的で上記の行為を行うことは私的使用には該当せず違法です．また私的使用のためであっても，代行業者等の第三者に依頼して上記の行為を行うことは違法です．

付録CD使用の際の注意事項

1．本書には呼吸音を収録したCDが2枚ついています．
   - **Disc A**［オーディオCD形式］：音声解説付き呼吸音（CD1〜50）を収録しています．
   - **Disc B**［エンハンスドCD形式］：Disc Aの録音内容から音声解説を除いた呼吸音部分のみの再録（CD1〜50）と，CD49と50の音声解説付き動画を収録しています．
2．CDの再生
   - Disc A, BともにCDプレーヤーで呼吸音の再生が可能です．
   - CD-ROMドライブやDVD-ROMドライブ等のディスクドライブを搭載（または接続）したパソコンで，音楽CDおよび動画再生ソフトを用いることにより，呼吸音および動画を再生することが可能です．
   - Disc Bをパソコンで再生する場合は，Windows OSとMac OSで再生法が一部異なりますので，本CDの再生については巻頭vii〜ix頁掲載の「CDを聴くにあたって」をご参照ください．
   - CDプレーヤーの操作については，ご使用になるプレーヤーの取り扱い説明書などをご参照ください．
   - 本CD収録内容の詳細は巻頭xiv〜xvi頁掲載の「CD内容一覧」をご参照ください．
3．パソコンの動作環境
   - パソコンによる本CDの再生については，下記のパソコン動作環境でほぼ正常な動作を確認しております（下記以外の環境で使用された場合の動作保障はいたしません）．
   - 動作環境（OS）
   Windows XP，Windows Vista，Windows 7
   Mac OS X 10.3.9以降
4．本CDの使用，あるいは使用不能によって生じた損害に対しての補償はいたしません．
5．本CDに収録されている内容を無断で複写，複製，上映することは著作権法上で禁じられています．
6．内容に関するお問い合わせは下記FAXまたはE-mailまでお願いします．
   FAX：03-3811-3180
   E-mail：support@nankodo.co.jp